Montserrat Burgos López

GESTIÓN DE CUIDADOS DE ENFERMERÍA

FORMACIÓN ALCALÁ

Se terminó de imprimir en los talleres gráficos de Editorial Zumaque en
Polígono Industrial El Retamal, calle olivo 12, Alcalá la Real (Jaén)
en enero de dos mil veintitrés.

Su opinión es importante. En futuras ediciones, estaremos encantados
de recoger sus comentarios sobre este libro. Por favor, háganosla llegar a través
de la web: www.faeditorial.es

Pol. Ind. El Retamal. Calle olivo 12.
23680 ALCALÁ LA REAL (JAÉN)
info@formacionalcala.com / info@faeditorial.es
www.formacionalcala.com / www.faeditorial.es
Tel. 953 58 53 30

1ª Edición: Enero 2023
ISBN: 978-84-18980-62-6
DL: J 658-2022

ÍNDICE

GESTIÓN DE CUIDADOS DE ENFERMERÍA

AUTORA

Montserrat Burgos López

Graduada en Enfermería.

Universidad de Alcalá de Henares.

1. INTRODUCCIÓN

1. EVOLUCIÓN HISTÓRICA

El concepto de administración surge con la necesidad humana de organizarse para subsistir. Para alcanzar un fin o un objetivo es imprescindible la existencia de un trabajo cooperativo entre los diferentes individuos. En la actualidad, la *administración* se entiende como un conjunto de conocimientos y habilidades encaminados, ambos, a la búsqueda de los mejores resultados del esfuerzo y trabajo humano que sean posibles (Münch, 2010).

El gran cambio surge con la Revolución Industrial. En ese momento, aparecen múltiples modificaciones en la organización social dando lugar a nuevos grupos humanos. El pensamiento administrativo comienza a formar parte de la cultura, aportando los métodos y la estructura para la ordenación de los recursos y de los procesos para alcanzar un fin social: Cubrir las necesidades de la sociedad. Véase un ejemplo sencillo para entenderlo. Si se crea una fábrica de zapatos, se está cubriendo la necesidad de calzarse de la población. Pero, además, dentro de esa empresa es necesaria la administración para que cada uno de los individuos que trabajan allí realicen unas tareas concretas en un orden determinado para alcanzar el producto final, el zapato, con el máximo aprovechamiento de los recursos materiales, personales y temporales disponibles para ello.

La administración en cualquiera de sus campos, como ciencia humana y social, nos ofrece la estructura para definir la organización social, nos da el método para la gestión de los recursos con el fin de mejorar el servicio a la sociedad y nos aporta la base de información para orientar el servicio en favor de las personas y de la comunidad.

La administración de la salud consiste en guiar, organizar, dirigir y controlar los esfuerzos para proteger, fomentar y restaurar la salud de la población. Por tanto, puede establecerse que el producto final o fin social de los servicios sanitarios son las necesidades de salud, teniendo en cuenta las necesidades tanto percibidas como sentidas y no sólo las demandadas por parte de la población.

Para la asignación correcta de recursos deben tenerse en cuenta también los recursos materiales y personales necesarios para responder a las necesidades humanas de salud y no centrarse únicamente en el coste absoluto de una prestación. En el caso concreto de la enfermería, la administración surge para regular la aplicación del proceso enfermero, para que sea eficiente, efectivo y eficaz.

2. EVOLUCIÓN DEL PENSAMIENTO ADMINISTRATIVO COMO CIENCIA PROPIA

Partiendo de la idea de que la administración surge para gestionar grupos humanos que tienen un objetivo común, que es la producción de un bien social, pueden establecerse las siguientes *características del pensamiento administrativo* según Alfredo González (George, 2005; González Luna, 2015):

- *Necesidad de una acción conjunta.* Las acciones deben llevarse a cabo de la misma manera por todas aquellas personas que formen parte de equipo. Por ejemplo, seguir el mismo protocolo para una cirugía por apendicitis.
- *Existencia de un propósito común.* En el caso de los servicios sanitarios, alcanzar el mayor grado de salud en el menor tiempo posible. Desde el punto de vista de la enfermería, que la persona sea capaz de realizar acciones que le permitan mantener el mayor grado de salud, recuperarla, o realizar los cuidados y adaptaciones necesarias en su autocuidado en caso de no ser posible recuperar el estado de salud inicial, fomentando su independencia y autonomía.
- *Idea de servicio a la colectividad.* Cubrir una necesidad existente en una población. La enfermería es una profesión de servicios.
- *Utilización de recursos.* Los recursos de los que disponemos son limitados y los usos que se puede hacer de ellos son múltiples. Como profesionales sanitarios consumimos recursos de la administración, del paciente y también personales. Esta gestión debe ser lo más eficiente posible.

La administración al igual que todas las ciencias, surge para cubrir una necesidad, que se identifica mediante un proceso de observación. Después, a partir del saber común, de la experiencia, se amplía la información disponible

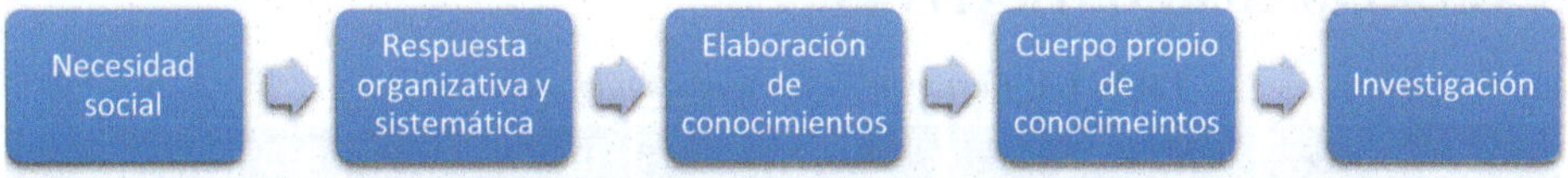
Necesidad social
Respuesta organizativa y sistemática
Elaboración de conocimientos
Cuerpo propio de conocimeintos
Investigación

Figura 1.1. *Evolución del pensamiento administrativo.*

hasta llegar a crear un grupo de conocimientos propio sobre el que es necesario seguir investigando para que aumente y que cada vez tenga una mayor calidad y esté basado en la evidencia científica.

La evolución del contexto social de los siglos XIX Y XX, marcará también el desarrollo de diferentes enfoques del pensamiento administrativo. Cada etapa se apoya en la anterior y la complementa, favoreciendo el crecimiento y profundización de la disciplina de la administración. La *clasificación cronológica* de las etapas es la siguiente (Beltrán Ríos & López Giraldo, 2018):

- *Enfoque empirista.* Necesidad de los grupos humanos de organizarse para alcanzar un fin partiendo de la observación y la experiencia.
- *Enfoque de proceso.* Afrontar el servicio con un método de sistematización de trabajo.
- *Enfoque conductual o de relaciones humanas.* Trata de aunar dos de las funciones más importantes de la administración, y que en principio pueden parecer contrarias, la función económica y la función social, manteniendo el equilibrio interno de la organización favoreciendo la satisfacción de los participantes del proceso productivo.
- *Enfoque de sistemas.* Basado en la teoría de Von Bertanlanffy que postula que un sistema es más que la suma de sus partes.
- *Enfoque de contingencias.* Se centra en los procesos de adaptación del grupo cuando aparecen nuevas demandas.

Los tres últimos enfoques del pensamiento administrativo, enfoque conductual o de las relaciones humanas, enfoque de sistemas y el enfoque de contingencias, adaptan los conocimientos de otras disciplinas, como las ciencias humanas o sociales, que les resultan útiles y aplicables para su desarrollo y los integran en un marco teórico propio.

La administración científica, partiendo de su propia evolución construye un cuerpo propio de conocimientos validados y refrendados por la respuesta a una necesidad social. El cuerpo propio de conocimientos se desarrolla en las diferentes teorías administrativas.

3. TEORÍAS ADMINISTRATIVAS

Tabla 1.1. *Resumen de las teorías administrativas.*

Periodo	Época	Teoría	Representante	Enfoque
Clásico	Principio siglo XX	*Administración científica*	Taylor Gantt	Tareas Empresa (unidad de producción) Eficacia Eficiencia Productividad
		Proceso administrativo	Fayol	
		Burocracia	Webber Money	
Relaciones humanas y comportamiento	Mediados del siglo XX	*Relaciones humanas*	Barnad Follet Mayo	Factor humano en las organizaciones
		Comportamiento	Maslow Herzberg Mc Gregor	Influencia del comportamiento individual y grupal en la producción
Sistemas y contingencias	1970-1980	*Sistemas*	Bertalanffy	Ambiente
	1960-1980	*Contingencias*	Blake Mounton Likert Fred Frilder	

3.1. Administración científica. Frederick Taylor

Frederick Winslow Taylor es considerado como el padre de la administración científica. Nació en Filadelfia (EE. UU) en 1856 y falleció con 59 años en el mismo lugar. Fue el segundo de tres hijos de una familia acomodada. Su padre era abogado, y Taylor parecía destinado a seguir los pasos de su padre por lo que fue enviado a la Universidad de Harvard para comenzar sus estudios en derecho. Debido a las intensas jornadas de estudio Taylor desarrolló un problema de visión por lo que tuvo que dejar temporalmente de estudiar. En este periodo de descanso en los estudios comenzó a trabajar en un taller en Filadelfia en el que desempeñó diferentes puestos desde diseñador a maquinista, llegando a afirmar que: *A lo largo de mi aprendizaje reparé en las malas condiciones laborales que predominaban en aquel tiempo y dediqué gran cantidad de tiempo y reflexión a encontrar posibles remedios para ellos* (Velásquez Vásquez, 2002).

Aunque llegó a la industria por casualidad y a pesar de haber recuperado completamente la visión en 4 años, en 1878 pasó a trabajar en otra empresa de mayor tamaño, la *Midvale Steel Works*. Sus inicios en ella fueron como trabajador de base, pero poco tiempo después y gracias a sus capacidades llegó a ser jefe de taller. Esta experiencia tan cercana al trabajo en el taller es lo que le llevó a pensar que, a pesar de que la dirección de la empresa crea estar gestionándola, en realidad son los obreros los que realmente lo hacían (Carro & Caló, 2013.).

Las inquietudes que sentía por ampliar sus conocimientos en ingeniería le llevaron a matricularse en el *Stevens Institute of Technology* graduándose en 1883. En 1890 comienza a trabajar en *Manufacturing Investment Company* donde prima la idea de que *el fin justifica los medios,* idea con la que él no está nada de acuerdo. En 1893 deja de trabajar en esta empresa y empieza a introducir su idea de la administración científica, aunque en círculos bastante reducidos.

En 1910 surge en EEUU un gran conflicto entre los ferrocarriles que quería subir las tarifas para compensar sus gastos por el incremento de los salarios de su personal y las industrias que utilizaban este medio para el transporte de sus mercancías por la enorme repercusión económica que esto supondría para su actividad. Este conflicto, llegó a los tribunales donde algunos testigos declararon que aplicando los principios de la administración científica se podían incrementar los sueldos de los empleados al mismo tiempo que se reducían los costes de la empresa.

En 1911 Taylor publica su libro *Principios de la administración científica* (Taylor, 1961). Algunos de los *conceptos* desarrollados por Taylor en él, siguen vigentes actualmente en la administración. Éstos son:

- *Eficacia.* Grado en el que una determinada intervención, procedimiento, régimen o servicio pueden originar un resultado sanitario deseable en condiciones ideales. El nivel de eficacia sanitaria se establece habitualmente en condiciones experimentales. La eficacia no presupone efectividad. La eficacia en la actividad es la obtención, en condiciones ideales, óptimas y experimentales, de los resultados intermedios esperados independientemente de los inputs o recursos utilizados. Mientras que la eficacia en la producción es la obtención, en condiciones ideales, de los resultados finales con independencia de los recursos utilizados.
- *Eficiencia.* Es el principio normativo de la economía de la salud. Producción de los bienes y servicios más valorados por la sociedad al menor coste posible. Es un concepto económico y relativo, ya que una actividad no posee la cualidad de eficiente en sí misma, sino respecto de otras opciones con las se la compara a la hora de hacer una elección.

- *Efectividad.* Grado en que una determinada intervención, procedimiento régimen o servicio pueden originar un resultado sanitario deseable puesto en la práctica en condiciones habituales o reales.
- *Productividad.* Cantidad de producto (output) obtenido por factor de producción (trabajador). Lo que le interesa a la organización es que el factor de producción sea muy productivo.

3.1.1. ¿Cuáles son los principios de la teoría de la administración científica?

La idea central de esta teoría es lograr los máximos beneficios tanto para la empresa como para los empleados. Este concepto no se limita simplemente a los aspectos económicos sino también a otros como alcanzar la máxima excelencia tanto de la empresa como de cada una de las secciones que la integran y el desarrollo del máximo potencial de los trabajadores. Para lograr esto, Taylor propone un estudio sistemático, no empírico, sobre cuáles son las mejores condiciones de trabajo, para lograr el incremento de la productividad tanto humana como de las máquinas y mejorar las relaciones humanas entre empresarios y trabajadores. El desarrollo de un sistema científico se apoya en la idea de recoger datos o información acerca de los métodos de trabajo que se están utilizando en las empresas, clasificarlos, analizarlos y a partir de ellos desarrollar planes o leyes generales que guíen el desempeño de los empleados. Taylor define cuatro *principios* (Taylor, 1986):

- *Principio de planeación.* Lo que actualmente conocemos como *planificación*. En esta fase es básica la observación. Busca eliminar la improvisación y la actuación empírico-práctica, el *siempre se ha hecho así,* por una planificación científica. Para ello deben analizarse las actividades realizadas por los operarios identificando aquellas que no resulten eficientes, estableciéndose así la cantidad de trabajo que tiene que realizar cada persona en unas condiciones óptimas para lograr el resultado esperado. Como la remuneración irá asociada a la productividad, es necesario también la realización de estudios acerca de la fatiga humana, así como del diseño de cargos y tareas identificando las funciones que debe realizar cada uno y estableciendo normas para el desempeño.
- *Principio de preparación.* Selección de los trabajadores, máquinas y equipos de producción. Analizar las características y fortalezas de cada uno de los trabajadores potenciando las que ya tiene y entrenando las que sean más beneficiosas para el desarrollo de la tarea encomendada, con el objetivo de aumentar la eficiencia del trabajador lo que es sinónimo del incremento de la productividad. Esta asignación de tareas implica divi-

sión y especialización del trabajo seleccionando a los trabajadores más cualificados para cada puesto. Además, se desarrollarán las condiciones óptimas del puesto de trabajo para fomentar el bienestar del trabajador.

- *Principio de control.* Supervisar que la ejecución se realiza según las normas establecidas y el plan previsto. Pretende unificar los intereses del empresario y del trabajador, por ello propone que la remuneración sea acorde a la productividad de cada empleado. Los trabajadores son vistos cómo máquinas productivas. Establecer un sistema de control del desempeño implica que es necesario la existencia de diferenciación entre supervisores y empleados. La gerencia debe cooperar con los empleados para que la ejecución sea la mejor posible.
- *Principio de ejecución.* Aquellas personas responsables del control de la actividad tienen que estar capacitados para detectar los posibles fallos en la producción y ser capaces de proponer y establecer propuestas de mejora. De esta forma se distribuyen responsabilidades para que la ejecución del trabajo sea disciplinada.

En resumen, para Taylor la importancia radica en la realización de las tareas, las personas son vistas únicamente como factores de producción. Lo que pretende es disminuir el tiempo de producción mejorando el método productivo. Desarrolla un método de producción científico lo que implica una organización racional del trabajo para lograr una estandarización de los procesos productivos tratando de asegurar los máximos beneficios tanto para el empresario como para el trabajador. Aporta una visión sistémica en el análisis y solución de los problemas de la organización al considerar que en un sistema cualquiera de las partes es imprescindible (Carro & Caló, 2013).

3.1.2. Principales críticas a la teoría de Taylor

- *Visión mecanicista del elemento humano.* Le da muy poca importancia a la persona, centrándose únicamente en las tareas y en los elementos relacionados con la organización, ejecución tiempo y movimiento del operario.
- *Especialización de los trabajadores.* En la búsqueda de la mayor eficiencia la especialización promovida por Taylor lleva la subdivisión de la tarea hasta los elementos constitutivos de la misma. Estudios posteriores demostraron que la superespecialización de la tarea no sólo no aumentaba la eficiencia, sino que acaba provocando insatisfacción en los trabajadores.

- *Visión microscópica del hombre.* El hombre es visto como una continuación de las máquinas y se busca fomentar un entorno que favorezca esa continuidad. El cansancio del empleado se estudia como algo fisiológico y se busca minimizar estos efectos, pero no se tienen en cuenta otras dimensiones de la persona como la social o familiar ni valora las repercusiones que puede tener el trabajo en esas otras esferas, ya que el trabajador es considerado individualmente y aislado del entorno que le rodea.
- *Esta misma visión se aplica también a nivel macroscópico.* La organización se considera como algo aislado del entorno e inmune a las influencias de éste. A pesar de que Taylor comienza a aplicar la visión sistémica de la organización, lo ve como un sistema cerrado. Sin embargo, esto nunca es así, porque las organizaciones son mucho más que sus aspectos estructurales o formales. Taylor no tiene en cuenta los elementos informales de la misma, principalmente los humanos, como el compromiso de los trabajadores tanto con la tarea como con la empresa, discrepancias entre los trabajadores o conflictos entre los objetivos individuales y organizacionales.
- *Su visión de la organización es prescriptiva y normativa.* Desarrollando protocolos con el objetivo de aumentar la eficiencia productiva, pero que no son flexibles por esa visión rígida que tiene de las organizaciones y aporta soluciones previamente establecidas sin analizar las circunstancias concretas del problema.

3.2. Mejora de la teoría de la administración científica de Gantt

Henry Laurence Gantt (Fernández & Tamaro, 2004) fue un ingeniero estadounidense discípulo de Taylor. Gantt se va a centrar en estudiar los problemas de eficiencia en las organizaciones y apuesta por un sistema más humanitario proponiendo no sólo incentivar al trabajador económicamente sino también favoreciendo la seguridad en el trabajo y fomentando su desarrollo personal.

Gantt destaca por tratar de mejorar las organizaciones mediante el desarrollo de innovaciones en el sistema de programación de tareas. Su aportación más destacada y que sigue en uso en la actualidad es el *diagrama o esquema de Gantt* que permite programar actividades en un tiempo determinado. Con lo que se puede:

- Visualizar el tiempo dedicado a cada actividad, fechas de inicio y finalización de la misma, así como el tiempo total requerido por una actividad concreta.

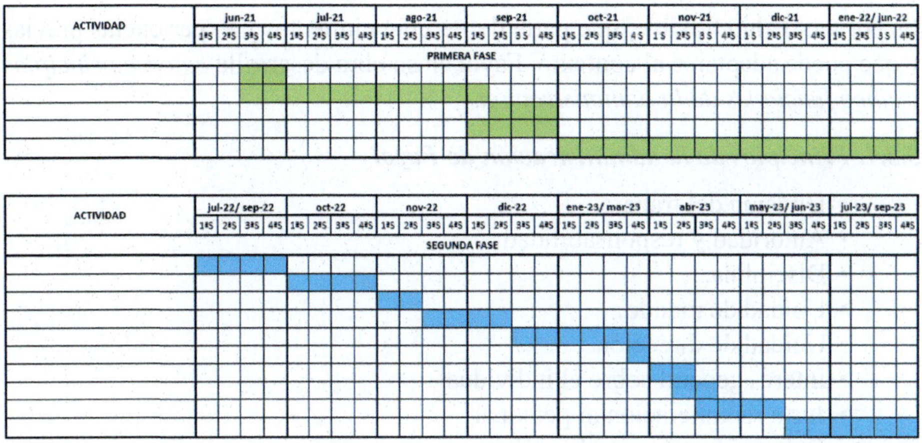

Figura 1.2. *Diagrama de Gantt.*

- Seguir el curso de cada actividad, al proporcionar información del porcentaje ejecutado de cada una de ellas, así como el grado de adelanto o atraso con respecto al plazo previsto.

El diagrama de Gantt es una herramienta que sirve para tener toda la información necesaria para planificar de forma más eficiente la próxima vez ya que permite identificar porque no se han cumplido los plazos, si las actividades planificadas requerían más tiempo del estimado en un principio pudiéndose tener en cuenta dichos factores en planificaciones futuras resultando cada vez más eficientes. Por otra parte, al aportar una visión general de todo el proceso permite replanificar en caso de que no se estén cumpliendo los plazos establecidos o se detecten errores en la planificación.

3.3. Proceso administrativo. Fayol

Henri Fayol (1841-1925) (Fernández & Tamaro, 2004) es un ingeniero de minas de origen francés. Su teoría se engloba dentro del período clásico y es considerado como el padre del proceso administrativo y de los principios organizativos. En 1916 publica el libro *Industrielle et Genérale* donde presenta por primera vez su *teoría de la administración.*

Fayol introduce el concepto novedoso de *universalidad en las organizaciones*, proponiendo que todos los administradores realizan las mismas *operaciones administrativas.* Propone su teoría de la administración como un esquema para organizar la experiencia que se va adquiriendo y que permite la mejora continua.

Es por tanto algo flexible, que parte de los conocimientos y experiencias previas y que puede adaptarse al contexto. Fayol en su obra desarrolla *catorce principios y cinco funciones de la administración.*

3.3.1. Principios de la administración de Fayol

- División del trabajo.
- Autoridad y responsabilidad.
- Disciplina.
- Unidad de mando.
- Unidad de dirección.
- Interés general sobre el individual.
- Justa remuneración al personal.
- Delegación vs centralización.
- Jerarquías.
- Orden.
- Equidad.
- Estabilidad del personal
- Iniciativa.
- Espíritu de equipo.

3.3.2. Funciones de la administración

- Planeación o planificación. Elaboración de un plan de acción.
- Organización. Identificar, preparar y conseguir todos los recursos necesarios para poner en marcha el plan de acción.
- Dirección. Seleccionar, guiar y evaluar a los trabajadores para alcanzar los objetivos propuestos en el plan de acción.
- Coordinación. Fomentar el trabajo en equipo y la comunicación, tanto para alcanzar los objetivos propuestos como para la resolución de problemas.
- Control. Evaluar que se cumple el plan propuesto con el objetivo de identificar desviaciones del mismo y poderlas resolver.

Otra de las novedades introducidas por Fayol es que propone que la administración es algo que puede ser enseñado y pasa a desarrollarse como una carrera diferente en las universidades. El esquema del proceso administrativo desarrollado por Fayol ha llegado hasta nuestros días, aunque ha sufrido alguna modificación a lo largo de los años.

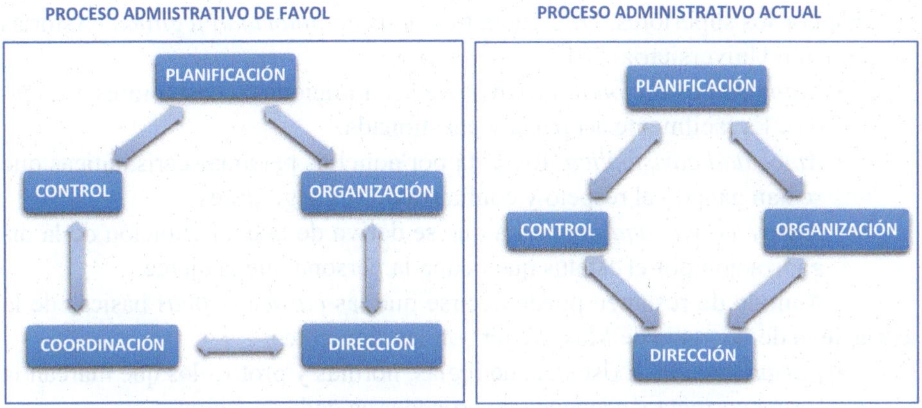

Figura 1.3. *Diferencia entre proceso administrativo Fayol y la actualidad.*

3.4. Teoría de la administración burocrática

3.4.1. Max Weber

Max Weber (1864 - 1920) (Fernández & Tamaro, 2004) nació en Alemania. Era sociólogo y economista político. Dedicó su vida al estudio las relaciones de los grupos humanos desde el punto de vista del establecimiento de normas, definición de funciones y disciplina. Para él es fundamental el uso de registros escritos.

Le interesa conocer cómo un líder puede conseguir que sus órdenes se cumplan por las personas subordinadas a esa autoridad.

Para Weber la burocracia es un modelo de organización humana centrado en la racionalidad. Es decir, establecer metas claramente definidas y adecuar los recursos para la consecución de las mismas de la forma más eficiente posible. Afirma que *la burocracia es la organización eficiente por naturaleza.*

La *teoría de la administración burocrática de Weber* que se conoce como *un sistema formal de organización basado en niveles jerárquicos y funciones claramente definidas con el fin de mantener la eficiencia y la eficacia* (Asturias Corporación Universitaria, 2014) y que va a complementar la teoría de la administración científica de Taylor. La visión que aporta Weber está centrada en una estructura jerárquica con líneas muy marcadas de autoridad y control.

Weber establece diferencias entre poder y autoridad. El *poder* es la obediencia mediante el uso de la fuerza o amenaza, mientras que la *autoridad* legítima implica que los individuos se sienten cómodos con que esa autoridad sea ejercida por los superiores. Diferencia tres *tipos de autoridad legítima* (Asturias Corporación Universitaria, 2014):

- *Autoridad tradicional.* Proviene de las tradiciones y costumbres arraigadas. Es fácilmente aceptada y cuestionada.
- *Autoridad carismática.* Ejercida por aquellas personas carismáticas que se han ganado el respeto y confianza de sus seguidores.
- *Autoridad racional legal.* La que se deriva de la configuración de la organización por el estatus que ocupa la persona que la ejerce.

A modo de resumen puede decirse que las *características* básicas de la teoría de la democracia de Max Weber son las siguientes:

- *Formalización.* Existencia de reglas, normas y protocolos que marcan la forma correcta y adecuada de proceder en cada situación.
- *Jerarquía de autoridad.* Existencia de diferentes niveles y cargos de autoridad. Aquellos que ocupan cargos de autoridad deben ser elegidos en función de su capacitación, no sólo en lo relacionado con habilidades técnicas o de desempeño del trabajo, sino también teniendo en cuenta sus capacidades para manejar y gestionar el grupo como, por ejemplo, comunicación o liderazgo. Si los trabajadores no ven a la autoridad capacitada será más difícil que cumplan con las órdenes trasmitidas por ella.
- *División del trabajo.* Cada miembro de la organización tiene unas funciones específicas y claramente definidas dentro de la organización. Esto conlleva a una gran especialización de los trabajadores.
- *Competencia técnica y meritocracia.* Los empleados van a ser seleccionados teniendo en cuenta únicamente sus méritos y capacidades. En relación con esas capacidades ostentarán unos puestos u otros dentro de la organización y su remuneración estará relacionada con su posición dentro de esa jerarquía.

3.4.2. James Mooney

James Mooney es un antropólogo estadounidense. Formó parte del equipo directivo de la *General Motors Corporation* durante 25 años. Su formación en antropología y su experiencia laboral, le llevaron a pensar que debían existir principios organizativos que se mantuvieran constantes a lo largo de la historia. Por ello se dedicó a leer y a buscar estos principios comunes en líderes como Julio César o Aristóteles. Después de ese análisis identificó una serie de leyes naturales que llamó *principios* (Mooney, 1962):

- *Principio de coordinación.* Es la unificación de los esfuerzos de los miembros de la organización para alcanzar un objetivo común. Dentro de este principio se incluyen la autoridad, servicio y entendimiento mutuo y la disciplina.
- *Principio de escala.* Hace referencia a la estructura jerárquica de las organizaciones. Aquí se incluye el liderazgo, delegación de funciones y especialización en las tareas.
- *Principio de funcionalismo.* Dentro de este principio se engloban varias ideas. La primera de ellas es que en las organizaciones deben existir normas y valores previamente establecidos que dirijan y faciliten la toma de decisiones, lo que actualmente denominamos como *valores en las organizaciones,* hacia donde se dirige la organización, la *visión*. También habla en este principio de las funciones de la organización que determinen su objetivo, lo que hoy en día conocemos como *misión* de la organización. Y para finalizar engloba aquí la idea de que deben existir actividades que orienten a la organización hacia la consecución de los objetivos que se plantea.
- *Principio de asesoría del funcionamiento.* Se refiere a que debe existir consejeros o asesores que participen en el proceso de toma de decisiones.

3.5. Escuela de las relaciones humanas

Estas teorías aportan un nuevo punto de vista, humanizando el trabajo. Analizan tanto el comportamiento individual, el comportamiento grupal, así como las interacciones sociales y cómo todo ello influye en la consecución de los objetivos marcados por la empresa. Los *puntos clave* de estas teorías son tres:

- Relaciones interpersonales en el entorno laboral.
- Características del líder.
- Satisfacción del individuo.

Durante este periodo la administración se nutre de muchos conceptos que provienen de la psicología y la sociología y se entiende la organización como un sistema social. Se introduce el concepto de la *responsabilidad del administrador,* cuyo principal cometido es la coordinación de las funciones y actividades. Para poder realizar esto, previamente, se han debido elaborar los objetivos, pactarlos con los trabajadores y proporcionar los recursos necesarios para la lograr su consecución.

Otro de los conceptos importantes propuestos por estas escuelas es el de la *supervisión democrática,* ya que ésta favorece la comunicación y la accesibilidad con el líder, aumento de la iniciativa y participación en los procedimientos y aumenta la eficiencia.

3.5.1. Teoría de las relaciones humanas. Elton Mayo

Elton Mayo es psicólogo y sociólogo. Aporta la visión de la organización como un grupo de personas que interactúan entre sí y que pueden verse afectados por diferentes condiciones ambientales. Partiendo de esta hipótesis se centra en la observación de los grupos humanos y cómo diferentes condiciones ambientales afectaban a la producción (Peiró, 2021).

Para realizar sus investigaciones seleccionó a la empresa Hawthorne que destacaba porque daba a sus trabajadores pensiones y prestaciones por enfermedad. Lo que hizo fue analizar cómo diferentes condiciones ambientales tales como la iluminación o los periodos de descanso afectaban a la productividad de los trabajadores. Hizo diferentes grupos, a uno le exponía a más iluminación que a otro, un grupo tenía más horas de descanso que otro para poder así comprobar los cambios que aparecieran en relación con el rendimiento de los trabajadores. Sus resultados fueron muy sorprendentes, porque independientemente de las condiciones a las que hubieran estado expuestos la productividad aumentó en todos los casos. Lo que Mayo concluye es que prestar atención a los trabajadores y que sepan que están siendo observados produce una mejora del rendimiento. Su descubrimiento da lugar a lo que actualmente conocemos como *efecto Hawthorne,* que es esa mejora de la productividad por el simple hecho de saber que se está siendo observado (Mulder, 2017).

Además, postula que las habilidades del dirigente pueden estimular el sentido de pertenencia, la comunicación intra-grupo, la satisfacción personal y grupal, dando lugar a un aumento de la calidad del producto y la productividad. Sus estudios demostraron que el trabajador es un ser social, en un ambiente social donde las ciencias del comportamiento tienen una gran aplicación e importancia (Mulder, 2017).

3.6. Teorías del comportamiento

Las teorías englobadas en este grupo comparten la idea de que las conductas de las personas varían en función de las *necesidades* que tengan sin cubrir. Todas ellas establecen que:

- La administración no es solamente un proceso técnico.
- No puede ejercerse desde la autoridad.

- El factor humano, es el elemento fundamental del proceso de producción.
- Mantener una actitud positiva ante el espectador.
- Fomentar la implicación en el proceso mediante la participación en la planificación y toma de decisiones.

3.6.1. Abraham Maslow

Es el precursor de esta escuela. Desarrolla la *teoría de la jerarquía de necesidades.* Postula que hasta que no tenemos cubiertas las necesidades básicas no podemos llegar a satisfacer aquellas necesidades más elevadas como la autorrealización. Clasifica las necesidades en necesidades de deficiencia y de desarrollo. Es la motivación interna la que favorece el ascenso hacia los escalones más elevados tras analizar porque no están satisfechas esas necesidades y que se debe hacer para satisfacerlas. La teoría de la jerarquía de necesidades *se representa* gráficamente de la siguiente manera:

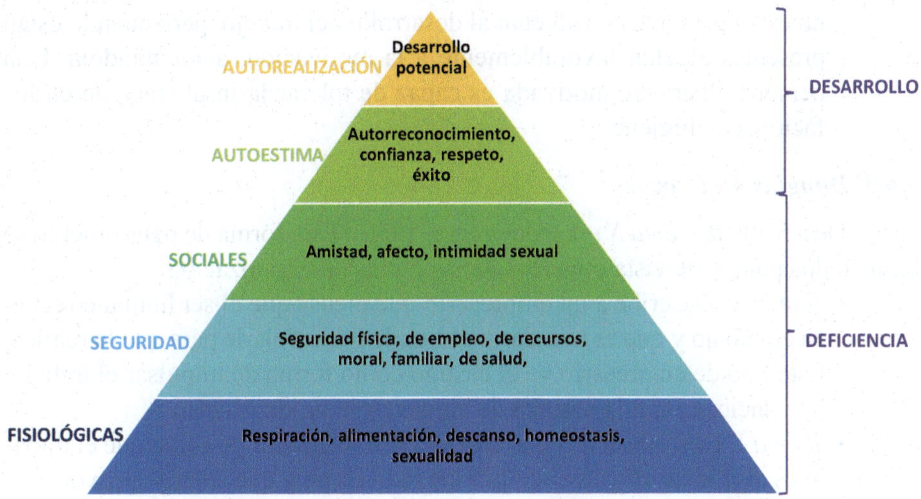

Figura 1.4. *Pirámide jerarquía de necesidades Abraham Maslow.*

3.6.2. Frederick Herzberg

Desarrolla la *teoría de motivación-higiene o teoría de los dos factores* (Herzberg, 1993). Profundiza un poco más en la teoría desarrollada por Maslow

Tabla 1.2. *Factores de higiene y motivacionales Herzberg.*

Factores de higiene	Factores motivacionales
Factores económicos	Trabajo estimulante
Condiciones laborales	Logro y autorrealización
Seguridad laboral	Reconocimiento
Factores sociales	Responsabilidad
Beneficios adicionales	

y la aplica a la administración. Describe una serie de *factores* que influyen en el desempeño del puesto de trabajo y los clasifica en dos grupos:

- *Factores de higiene o factores de insatisfacción.* Por sí solos no producen satisfacción, pero si no están presentes generan malestar. No son motivadores, sólo hacen que no se sienta insatisfacción.
- *Factores motivacionales, de satisfacción o del contenido del trabajo.* Si no están presentes no afectan al desarrollo del trabajo, pero cuando están presentes afectan favorablemente a la motivación, aumentándola. Una persona altamente motivada es capaz de tolerar la insatisfacción en los factores de higiene.

3.6.3. Douglas McGregor

Desarrolla la *teoría X e Y* (McGregor, 1960). Esta forma de pensamiento se basa en dos puntos de vista opuestos de la empresa u organización.

- *Teoría X.* Describe a un empresario que piensa que el ser humano rechaza el trabajo y que es necesario obligarle y controlarle para que lo realice. Este tipo de empresario ve el castigo como forma de impulsar el trabajo, las sanciones son la manera de aumentar la productividad.
- *Teoría Y.* Describe a un empresario o administrador que cree que el trabajo es algo natural y deseado por los individuos y que además provoca satisfacción. Por otro lado, defiende que el individuo tiende a la excelencia y eso le hace querer mejorar cada día en su desempeño. El trabajador es capaz de aprender y de mejorar, por ello se deben aumentar sus responsabilidades y permitirle realizar labores creativas y autónomas. Da mucho énfasis a las metas del individuo.

Propone que cuando las personas no pueden satisfacer necesidades de alto nivel realizan conductas negativas. Por ejemplo, si la empresa no permite coger los días libres solicitados, se deja de hacer horas extraordinarias. Para evitar esto es necesario que el trabajador y la empresa integren sus metas.

Ejemplo

En la unidad del hospital se marcan una serie de objetivos que se tienen que cumplir. Si esos objetivos se cumplen, se paga la productividad, pero si no se cumplen se castiga no pagando ese plus. Si los objetivos no están pactados con los trabajadores podría considerarse como una teoría X porque la visión del administrador es que si no castiga a los trabajadores estos no cumplirán las metas propuestas.

En cambio, si los objetivos están pactados se consideraría como teoría Y porque el pensamiento del administrador estaría enfocado en que el trabajador tiende a la excelencia y le gusta trabajar, por lo tanto, no es necesario castigarlo para que alcance las metas que quiere la empresa porque serían muy similares a las del propio trabajador.

Las teorías desarrolladas tanto por la escuela de las relaciones humanas como del comportamiento, son utilizadas en los modelos conceptuales de enfermería por varias autoras. Un ejemplo de esto es Dorotea Orem (Orem, Taylor, & Renpenning, 1995) que describe tres *tipos de roles* que la enfermera puede desempeñar en el desarrollo del ejercicio profesional.

- *Rol de empleado.* Se limita a cumplir las normas de su contrato laboral. Por ejemplo, cumplir con el horario de trabajo o estar concentrado en la realización correcta de las técnicas y no cometer errores.
- *Rol profesional.* Nivel inmediatamente superior, la enfermera se compromete con su responsabilidad profesional, intentando mejorar la calidad técnica, científica y humana de los cuidados que presta.
- *Rol científico.* Nivel más alto. La enfermera investiga para generar conocimiento dentro del desarrollo de la enfermería como ciencia. ¿Por qué se hacen las cosas así y no de otra forma?

Desarrollando esos roles la enfermera podrá:

- Establecer el grado de compromiso con el desempeño de su profesión. Dirigir su formación y su carrera profesional.
- Definir los perfiles de los distintos puestos de trabajo, a mayor nivel de compromiso con la profesión, niveles superiores de responsabilidad.

3.7. Escuela del enfoque de sistemas

Ludwing Von Bertalanffy, desarrolla la *teoría general de sistemas*. Define el *sistema* como *un todo organizado, compuesto de dos o más partes, componentes o subsistemas interdependientes y delineados por unos límites identificables, de un ambiente o suprasistema* (Von Bertalanffy, 1976).

Hasta ahora sólo existía el enfoque tradicional, una causa provoca un efecto, ahora se introduce el enfoque sistémico, efectos multicausales, acciones que obedecen a diferentes causas y producen diferentes resultados, es decir, que la misma causa provoca diferentes efectos, o que el mismo efecto puede estar provocado por diferentes causas o que diferentes causas provocan diferentes efectos. Eso es lo que se entiende como multicausalidad. Los *principios* de la teoría son los siguientes (Von Bertalanffy, 1976):

- Un sistema es un conjunto de cosas o elementos, pero es más que la suma de éstos, y debe ser considerado como un todo.
- El ambiente es el conjunto de cosas o fenómenos externos que influyen en mayor o menor medida dependiendo de lo abierto o cerrado que sea el sistema. La administración es un sistema abierto.
- Existencia de límites definidos que permite conocer que elementos forman parte del sistema.
- Cada sistema puede ser a su vez parte de otro de mayor jerarquía, o suprasistema.
- Los sistemas abiertos tienden al equilibrio interno u homeostasis a través de la energía que reciben del entorno. Poseen canales de retroalimentación o feedback para mantener el equilibrio y desarrollan crecimiento y especialización para adaptarse más eficazmente al entorno que les rodea.
- Todo sistema abierto está sometido a la interacción con el ambiente. Los sistemas cerrados son aquellos que no se dejan influir por el ambiente.

La *dinámica de un sistema* se produce a través de:

- *Entradas o inputs,* materia, personas, información. En el caso de la enfermería, las entradas serían las propias enfermeras, los pacientes y la información más importante de éstos.
- *Procesador, procesamiento o etapa de producción.* Por ejemplo, la valoración integral previa a los cuidados, los cuidados propiamente dichos que se realizan para alcanzar un objetivo.
- *Salidas u outputs,* serían los productos. En el caso de la enfermería, desarrollo personal, investigación, desarrollo profesional, planes de cuidados estandarizados, resultados en salud de los pacientes como mejora del

estado de salud, de la calidad de vida o resolución del problema o necesidad del paciente.

Aplicación de la teoría de sistemas a la administración de servicios de salud

- *Sistema de salud:* Un todo organizado que integra estructuras formales e informales. Las estructuras formales tienen objetivos y actividades definidos y con líneas de autoridad y poder perfectamente establecidas. Mientras que las estructuras informales están basadas en las relaciones sociales y no en conceptos de poder y autoridad. Sus líneas de comunicación y relación están poco definidas y son cambiantes, y juegan un papel importante en la información.
- Compuesto por *subsistemas interdependientes,* médicos, enfermeras, hostelería…
- Está inmerso en un ambiente o *suprasistema.* Cada servicio de salud forma parte de un todo mayor que es la política sanitaria estatal.
- Tiene *especificidad sistémica en su funcionamiento.* Si alguna pieza del sistema no funciona el sistema en su conjunto se ve resentido por ello.

3.8. Escuela del enfoque de contingencias

Aporta el análisis de la importancia que tienen los grupos humanos en la organización cuando aparecen tensiones o nuevas demandas de adaptación del grupo por situaciones de eventualidad que afectan de manera temporal o permanente a la organización. Es decir, que los grupos de personas deben analizar todas aquellas variables que pueden afectar a la organización de un modo eventual o permanente y para los que ésta debe prepararse porque esa anticipación le permitirá adaptarse a los cambios de una forma más eficaz. Establece la acción humana como eje central de la administración. Por ejemplo, si para construir un hospital no se tienen en cuenta las necesidades de la población, sus características y evolución, se puede acabar con un hospital construido para albergar recién nacidos que acabe siendo reconvertido para atender a pacientes geriátricos.

3.8.1. Rensis Likert

Fue un psicólogo y educador estadounidense que es conocido por sus investigaciones sobre estilos de gestión. El administrador debe evaluar no sólo el resultado sino también las variables que intervienen en él. Identifico tres *variables en las organizaciones* (Likert & Likert, 1976):

- Causalidad que incluye el comportamiento del líder, estructura organizativa y política y de controles.
- Variables de intervención donde se recogen las percepciones, actitudes y motivaciones.
- Variables de resultado final que incluye la medición de los beneficios, costos y productividad.

Desarrolló el *cuestionario de Likert o escala de Likert* que se utiliza para calcular las variables de resultado final a partir de las variables de intervención y la causalidad. El uso de la escala Likert ha llegado hasta nuestros días y se utiliza ampliamente en la investigación cualitativa de las ciencias humanas, sociales y en investigación enfermera.

Propone diferentes *tipos de administración* dependiendo de cómo se combinen las variables descritas anteriormente. Los tipos de administración que describe son: el explotador (E), benévolo (B), consultivo (C), participante (P). Este último es el más efectivo.

Tabla 1.3. *Estilos de organización de Likert.*

	E	B	C	P
Confianza	No	Mayor	Mayor. Se delegan funciones y responsabilidades	Plena
Libertad de expresión	No	No	Sí, de discusión	Sí
Comunicación	Unidireccional de arriba abajo	Vertical de arriba abajo	Bidireccional	Multidireccional
Metas	Fijadas por el administrador	Fijadas por el administrador	Por discusión	Colectivas, fijadas por el grupo
Organización formal o informal	Aparece organización informal	Existe organización informal	La informal se opone a veces a la formal	No hay
Control	Amenazas y castigos	Recompensas y castigos	Recompensas y autodirección	Autodirección y participación en la solución del problema

3.8.2. Robert Blake y Jane Mouton

Afirman que en las empresas existen dos *tipos de liderazgo*, el que se preocupa por la gente y el que se preocupa por la producción. Describen esto en una maya o cuadrícula administrativa de 9 × 9. El eje vertical representa la preocupación del administrador por la gente y el eje horizontal por la producción. Cada eje está en una escala de 1 al 9. Los cinco estilos básicos se localizan en los ángulos y en el centro. Es lo que se conoce como *rejilla o malla gerencial* (Blake & Mouton, 1982).

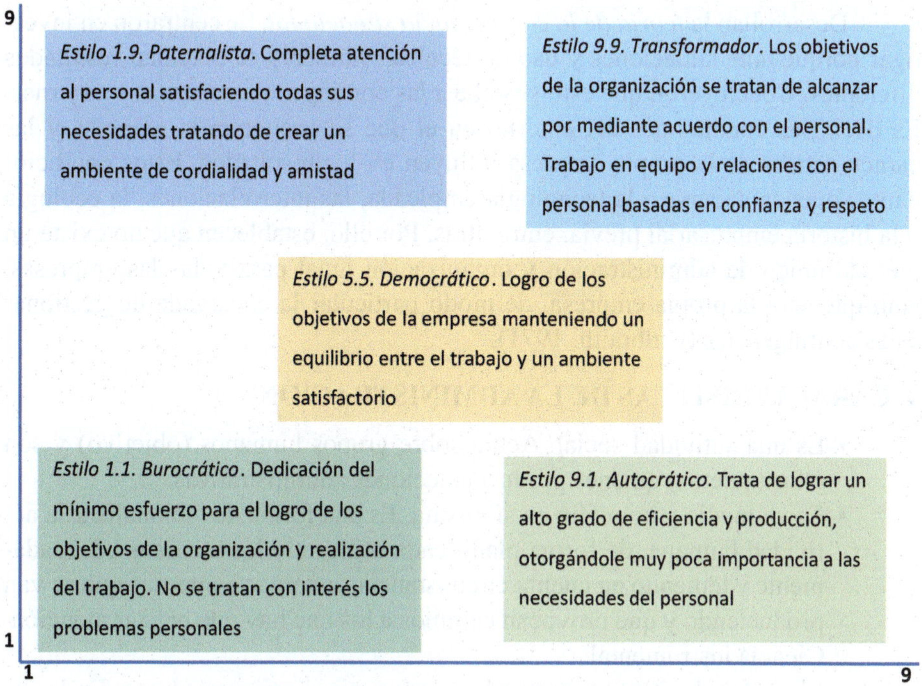

Figura 1.5. *Rejilla gerencial de Blake y Mouton.*

3.8.3. Fred Fielder

Desarrolla la *teoría del liderazgo o de la efectividad del liderazgo*. Trata de explicar cómo la personalidad del líder y las características de la situación influyen en la alta efectividad de la organización. Describe tres *dimensiones* (Fiedler, 1964):

- Relaciones entre el líder y los miembros del equipo (confianza y lealtad en los proyectos).
- Estructura de las tareas: Número de soluciones correctas para una situación (protocolos, procedimientos).
- El poder del puesto de responsabilidad lo considera asociado a la cantidad de apoyo organizativo de que dispone el líder (que todas las estructuras que estén por encima y por debajo de él le apoyen).

3.8.4. Galbraith, Lorsch y Lawrence

Desarrollan la *teoría de la contingencia situacional*. Se centraron en investigar porque ante situaciones y uso de técnicas similares se obtenían resultados diferentes. Concluyeron que esto se debe a las contingencias internas y externas. Es decir, las condiciones del entorno en el que se encuentra la empresa y las características de la propia empresa influyen en los resultados. Estos condicionantes pueden deberse a la tecnología empleada, las interrelaciones, la ecología o la historia empresarial previa, entre otras. Por ello, establecen que no existe un método único de administración y organización igual para todas las empresas, sino que será la propia empresa, de modo particular la encargada de gestionar estas contingencias (Galbraith, 1971).

4. CARACTERÍSITCAS DE LA ADMINISTRACIÓN

- Es una actividad social. Actúa sobre grupos humanos (objetivo) y son ellos (sujetos) quienes producen acciones administrativas.
- Es un medio y no un fin en sí misma. Es una forma de racionalizar la actividad humana, de forma planificada utilizando los recursos adecuadamente y teniendo en cuenta circunstancias externas e internas que se van produciendo y que provocan cambios a los que hay que prestar atención. Ciencia instrumental.
- El contenido ético va enfocado a conseguir el mejor producto. En la enfermería el objetivo es conseguir la mejor calidad de cuidados, al coste más bajo posible, alcanzando la satisfacción tanto de los usuarios como de los trabajadores. Todo ello para el bien común.

5. FORMACIÓN ENFERMERA EN ADMINISTRACIÓN

La evolución desde el análisis histórico y evolucionista de la administración pasando de un enfoque de producción empirista (positivismo lógico, sistema mecanicista) a un enfoque sociológico, psicológico (bienestar personal, grupos de producción) es similar a la evolución de las corrientes del pensamiento enfermero.

La enfermería ha pasado de una orientación influida por las ciencias médicas y experimentales a una orientación basada en las ciencias sociales y humanas vertebrando así su cuerpo teórico en el cuidado de la salud, de la persona y su entorno. En la actualidad el sistema económico y social determina el cuidado de la salud y de la vida de las personas. El *estudio de la administración en las organizaciones* es útil para la enfermería porque:

- Muestra las formas de organización social como factores determinantes de la salud y de la enfermedad.
- Enseña las formas de organización sanitaria para planificar, organizar, dirigir y evaluar los servicios de salud que prestan las enfermeras.
- En el trabajo enfermero la administración de los recursos para el cuidado de la salud es parte inherente a la función integral del cuidado enfermero.
- La enfermera administra los recursos de las personas y de su entorno para que ejerzan como elementos favorecedores del cuidado.

Los conocimientos sobre administración en enfermería deben estar estructurados para satisfacer los requerimientos de atención de los cuidados en cada uno de los niveles de la organización social. Estos *niveles* son los siguientes:

- De decisión de las políticas de salud.
- De planificación y gestión de servicios sanitarios.
- De atención directa de cuidados para la vida y la salud.

Los conocimientos sobre administración son útiles en enfermería para adaptar el cuidado de la salud a los cambios y a los nuevos condicionantes que influyen en los procesos de salud y enfermedad. Es necesario tener en cuenta factores socio-sanitarios, factores del servicio de salud y factores disciplinares del ejercicio de la profesión.

2. INTRODUCCIÓN A LA ECONOMÍA APLICADA A LA SALUD

1. DEFINICIÓN DE ECONOMÍA

En 1932 Lionel Charles Robbins (Robbins, L., 1932) en *Essay on the Nature and Significance of Economic Science* definió la *economía* como la ciencia que analiza el comportamiento humano como una relación entre los fines dados y los medios escasos que tienen usos alternativos.

Otra de las definiciones más aceptadas de *economía* es la de Friedrich Engels (Marx & Engels F, 1848): *La economía es la ciencia que estudia las leyes que rigen la producción, la distribución, la circulación y el consumo de los bienes materiales que satisfacen necesidades humanas.*

De ambas definiciones se pueden extraer varias ideas. La primera de ellas que la economía es una ciencia social porque se encarga del estudio del comportamiento humano para la utilización de los recursos con la finalidad de cubrir necesidades. La segunda, que los recursos de los que se dispone son escasos y que pueden ser empleados para satisfacer múltiples necesidades. Y tercera, que el objetivo de la economía va a ser la eficiencia, es decir, obtener los mejores resultados con el mínimo consumo de recursos.

Un ejemplo de los recursos limitados y los usos múltiples lo encontramos en el día a día con el bien más preciado del que se dispone, el tiempo, y que se puede dedicar a leer este libro, a pasear con el perro o a trabajar, y se necesita de una buena gestión del mismo para poder satisfacer todas nuestras necesidades diarias.

2. ECONOMÍA DE LA SALUD

La economía sanitaria o economía de la salud es una rama de la economía cuyo objetivo es el analizar el consumo y cuidado de la salud a través de técnicas, conceptos y herramientas propias de la economía. La salud desde este punto de vista es un bien económico. Algunos de los conceptos más importantes de la economía de la salud se describen a continuación (Hidalgo Vega, Corugedo de la Cuevas, I., & Del Llano Señaris, 2000)

El *producto* es un objeto o proceso que satisface una necesidad y que ha sido realizado por el hombre. El producto tiene dos valores, la *utilidad*, para que sirve, que función cumple, y el *intercambio*, para la obtención de otros productos relevantes. Los productos se clasifican en bienes y servicios.

- *Bienes.* Para referirnos a *cosas tangibles*. Éstos pueden clasificarse como:
  - *Bienes libres.* Se encuentran disponibles a un coste nulo. Están presentes en cantidad superior a la que se precisa para satisfacer todas las necesidades imaginables.
  - *Bienes escasos (económicos).* Se encuentran disponibles en cantidades inferiores al volumen que se requeriría para cubrir todas las necesidades que potencialmente podrían satisfacer. Coste elevado.
- *Servicios.* Cuando se trata de *procesos o actividades intangibles*. Los productos sanitarios pertenecen al mundo de los servicios. El producto sanitario es la atención o prestación sanitaria completa, adecuada a las necesidades del paciente. La atención sanitaria se define como el proceso para recuperar la salud, prevenir su pérdida y en todo caso buscar el alivio y el consuelo

La *producción* es el proceso que se realiza con la finalidad de conseguir bienes y servicios combinando adecuadamente los factores de producción o recursos: Naturales, humanos y el capital. El factor productivo es la cantidad de recurso que se utiliza en el proceso de producción.

El *consumo* que es el uso que hacen los individuos de los bienes y servicios ofertados.

En los sistemas públicos sanitarios existe una *escasez de recursos* para cubrir todas las necesidades de salud de la población. Por ello, el gasto público debe destinarse a las necesidades prioritarias de la población siguiendo principios de equidad en la distribución de los recursos y con el objetivo de mejorar la calidad de las prestaciones.

En la actualidad hay un incremento progresivo del envejecimiento poblacional, haciendo que el número de enfermos crónicos sea cada vez mayor y el gasto asociado a ellas aumente. La tecnología utilizada en sanidad es cada vez más compleja, especializada y de mayor calidad, pero eso hace que también sea más cara. En países como España el acceso a la sanidad es universal y está financiada por los impuestos, que se ven directamente afectados por el descenso de la natalidad y la disminución de la población activa. Además, a todo esto, se le suma que las mejoras económicas y sociales hacen que las demandas de la población en salud aumenten, no solo en cantidad sino también en calidad.

En el año 2019 en España el 6,1% del producto interior bruto fue dedicado a sanidad, este porcentaje se aumentó en el 2020 hasta el 7,6% como consecuencia de la pandemia por Covid-19, manteniéndose en el 6,9% en 2021 y estando previsto un 6,6% para el 2022. En los países desarrollados basados en el Estado del bienestar se invierte entre el 5% y el 12% del producto interior bruto en sanidad (Carmona, 2022). El hecho de que los recursos de los que se dispone a nivel estatal sean limitados y las necesidades y demandas de la población sean cada vez mayores hace que se tenga que plantear una economía de la salud basada no sólo en la relación riesgo/beneficio sino también de la relación coste/beneficio, y es de este aspecto del que se encarga la economía de la salud, no de gastar menos, sino de gastar mejor. El gasto sanitario debe hacerse en base a las prioridades de la sociedad y los objetivos sociales, pero tiene que estar basado en los principios de igualdad y equidad.

3. ECONOMÍA DE LA SALUD FRENTE A ECONOMÍA DE LOS SERVICIOS SANITARIOS

Es importante diferenciar estos conceptos porque todo lo relacionado con servicios sanitarios tiene que ver con salud, sin embargo, no todo lo que está relacionado con la salud lo está también con los servicios sanitarios.

La *salud* fue definida por la OMS en 1942 (World Health Organization, 1985) como *un estado de completo bienestar físico, mental y social, y no solamente la ausencia de afecciones o enfermedades.* En 1974 Lalonde (Lalonde, 1974) dice que la salud es una variable determinada o influida por cuatro *factores:* biológicos, estilo de vida, entorno y sistema sanitario, que fueron denominados como *determinantes de salud.*

La salud, por tanto, es un bien fundamental que se ve influido por diferentes factores y que genera una demanda de atención preventiva o curativa en los servicios sanitarios. Además, es un bien que sufre una depreciación que crece exponencialmente, es decir, se va degenerando de forma progresiva. El fomento de la salud se atiende desde el cuidado medio ambiental, calidad de las aguas, prevención de accidentes, etc.

Por otro lado, los servicios sanitarios son aquellos que atienden y cubren la demanda de salud de la población. Se incluyen aquí, por ejemplo, los profesionales sanitarios, los centros de atención sanitaria y el resto de agentes que forman parte del sistema sanitario.

4. ELEMENTOS DEL PROCESO ECONÓMICO

Lo primero que debe definirse son los *actores* que van a participar en los procesos económicos de los sistemas sanitarios (Hidalgo Vega et al., 2000):

- *Consumidores.* En el caso de la salud, se suele denominar como *paciente*, aunque las tendencias actuales se ha cambiado este término por el *usuario o cliente*. Los consumidores buscan la satisfacción de una necesidad que estará limitada por factores como el tiempo o poder adquisitivo del que se dispone. El objetivo será alcanzar el máximo bienestar con el menor consumo de recursos.
- *Productores.* Tratan de ofrecer soluciones para cubrir las necesidades planteadas por los consumidores con el menor coste posible, es decir, conseguir una producción determinada de la forma más eficiente. Si lo analizamos esto desde el punto de vista de la sanidad privada, el responsable final del proceso productivo será el Consejo de Administración como en cualquier otra empresa privada.

  En cambio, en la sanidad pública, son los profesionales sanitarios los que tienen una gran responsabilidad tanto en el proceso productivo propiamente dicho, como en el consumo de recursos que se hace durante su desarrollo. En los últimos años se ha empezado a desarrollar un nuevo paradigma de gestión en los centros sanitarios que es la *gestión clínica y la gestión por procesos*. La gestión por procesos es una herramienta para alcanzar la calidad total.
- *Estado.* Al hablar de sanidad pública no se puede olvidar este actor que va a tener un papel complementario, pero de gran peso porque de él va a depender la asignación de recursos. En función de los recursos asignados por el Estado se verán afectadas la gestión de los centros sanitarios, provisión de recursos públicos y sus precios y cantidades. Además, la mayor o menor asignación de recursos dependerá en gran medida de los beneficios que aporte la asistencia sanitaria a la población a la que

va dirigida. El Estado tiene un papel de distribuidor de recursos y debe hacerlo basándose en principios de equidad.

5. GESTIÓN CLÍNICA Y GESTIÓN POR PROCESOS

La *Federación de Asociaciones Científico Médicas Españolas* (FACME), define la *gestión clínica* como: *un modelo asistencial integrador, colaborativo y multidisciplinario que busca la mejora de la eficiencia y la calidad de la práctica clínica mediante la transferencia de la capacidad de decisión y la responsabilidad de los profesionales sanitarios en la gestión de los recursos utilizados en su ejercicio profesional, organizando y coordinando las actividades que se generan en torno a cada proceso asistencial.* La gestión clínica es un proceso que se basa en la incorporación de los profesionales sanitarios en la gestión responsable de los recursos que utilizan en su práctica diaria, dándoles una mayor responsabilidad social y sanitaria para la toma de decisiones en materia de salud.

En la actualidad la gestión clínica se realiza mediante la *gestión por procesos asistenciales integrados* colocando al paciente como eje central de la atención sanitaria. Aunque las palabras proceso y procedimiento muchas veces se utilizan en el lenguaje convencional como sinónimos, no lo son y debe quedar clara la diferencia entre ellas. Se define como *proceso* el conjunto de actividades que se realizan para generar un producto nuevo que tenga valor para el cliente. Mientras que *procedimiento* es el conjunto de normas, reglas e instrucciones que debemos seguir para alcanzar un objetivo (Beltrán Sanz, Carmona Calvo, & Carrasco Pérez, 2009).

La Consejería de Salud de Andalucía en su Guía de mejora continua de *Procesos Asistenciales Integrados* (PAI) (Álvarez Benito et al., 2009), los define como: *el conjunto de actividades que realizan los proveedores de la atención sanitaria con la finalidad de incrementar el nivel de salud y el grado de satisfacción de la población que recibe los servicios.* En esta misma guía se establecen los *principios* en los que se basan los PAI.

- Centrados en la persona como sujeto activo, teniendo en cuenta sus expectativas y características específicas.
- Garantizan la continuidad asistencial.
- Eliminan aquellas actividades que no aportan valor añadido.
- Participación de los profesionales asegurando su implicación y satisfacción.
- Son flexibles ante los nuevos requerimientos que puedan aparecer y para incorporar mejoras.

- Su objetivo es alcanzar la mejora en los resultados para la salud de la persona, su recuperación y satisfacción.

5.1. Elementos de un proceso

- *Inputs.* Son todos los recursos utilizados durante el proceso productivo. También se denominan como factores de producción. Se incluyen aquí profesionales sanitarios, medicamentos o recursos de los centros sanitarios como las camas hospitalarias.
- *Proceso productivo.* La secuencia de actividades operativas propiamente dicha. Aparecen en esta fase los *productos intermedios* que son el resultado de la unión de diferentes actividades operativas que, de forma diferenciada y según la naturaleza del producto, se integran en el proceso global de producción originando un producto que se puede percibir por el cliente. Por ejemplo, la asistencia sanitaria.
- *Output.* Es el resultado de la combinación de un conjunto de productos intermedios cuando éstos siguen una misma línea de producción. En el caso de la atención en salud sería el *nivel de salud mejorado*, disminución de las limitaciones, mejora en la calidad de vida o satisfacción de la necesidad del paciente. Se obtiene lo que se denomina como *producto sanitario*. Erróneamente se considera que:
  - Mayor cantidad de inputs sanitarios conducen siempre a mayores outputs en términos de salud.
  - Mayor cantidad de inputs sanitarios son el único o incluso el mejor modo posible para mejorar el nivel de salud.

Estos errores se explican mediante la ley de rendimientos decrecientes que muestra la disminución de la producción de un producto o servicio a medida que añadimos un factor productivo sin introducir cambios en los otros factores productivos. Por ejemplo, imaginemos a un paciente en una situación de parada cardiorrespiratoria. Al principio, es necesario que aumente el personal para la atención de ese paciente porque un profesional solo no puede manejar esa situación crítica, pero si sigue llegando gente al box de reanimación al final se acabarán produciendo más inconvenientes que beneficios porque el exceso de personal hará que se entorpezca y enlentezca la atención (Núñez Juárez & Núñez, 2000).

Para finalizar el apartado del proceso productivo hay que destacar que existen diferentes tipos de productos sanitarios dependiendo de si es el cliente o la organización quien evalúa ese producto. *Desde el punto de vista del cliente* existe:

- *Producto central o básico.* Beneficio que recibe el cliente. La resolución de su demanda o necesidad. Mejoras de la salud, de la calidad de vida o de las situaciones de incapacidad. Por ejemplo, un paciente diabético que acude a la consulta de enfermería para la cura de una herida en su pie.
- *Producto real o tangible.* Forma exacta del producto que se oferta, lo que puede verse o tocarse. En el ejemplo anterior sería el proceso de cura en sí, los productos y técnicas que se utilizan para la realización de la cura.
- *Producto ampliado o aumentado.* Son los servicios o beneficios adicionales que se ofrecen al cliente durante el proceso de atención sanitaria y que acompañan al producto tangible o real. Continuando con el mismo ejemplo, se le realiza un doppler y una exploración neurológica del pie.

Desde el punto de la organización o del proceso productivo los *tipos de producto que existen* son:

- *Producto intermedio.* Las actividades que se realizan para la consecución del producto u objetivo final. En el ejemplo del paciente de la herida, sería cada una de las curas que se realizan hasta alcanzar la cicatrización de la herida.
- *Producto final.* Es el resultado alcanzado al final del proceso productivo. Siguiendo con el mismo ejemplo, sería la epitelización de la herida.

Tabla 2.1. *Clasificación del producto sanitario.*

CLASIFICACIÓN DEL PRODUCTO SANITARIO	
Según el usuario o cliente	**Según la organización**
Producto central o básico	Producto intermedio
Producto real o tangible	Producto final
Producto ampliado	

5.2. Fases de la gestión por procesos

- Identificar y secuenciar cada uno de los procesos.
- Describir los procesos y documentarlos.
- Implementación de los procesos.
- Proceso de mejora continua.

5.2.1. Identificar y secuenciar cada uno de los procesos

El primer paso es que la organización identifique todos los procesos que forman parte de ella (De Velasco Pérez Fernández, JA, 2009; Moya, 2000). Los procesos se clasifican en tres *grupos:*

- *Procesos estratégicos o de gestión.* Son los que definen y controlan las metas, políticas y estrategias de la organización. Son imprescindibles para el desarrollo y avance de la institución. Por ejemplo, planificación estratégica, planes de calidad o el sistema de dirección.
- *Procesos clave u operativos.* Son los que permiten generar el servicio o producto que se entrega al cliente. Están directamente relacionados con éste y le aportan valor. Por ejemplo, la atención en urgencias o el servicio de hospitalización.
- *Procesos de soporte.* Hacen referencia a las actividades que son necesarias para que los procesos operativos funcionen correctamente y puedan llevarse a cabo, pero no son clave en sí mismos. Por ejemplo, facturación y nóminas, admisión de pacientes o los servicios de mantenimiento.

Estos procesos, están formados a su vez por la suma de otros más pequeños que denominamos *subprocesos*. Dentro de los subprocesos pueden diferenciarse distintas actividades y éstas están formadas a su vez, por la suma de diferentes tareas.

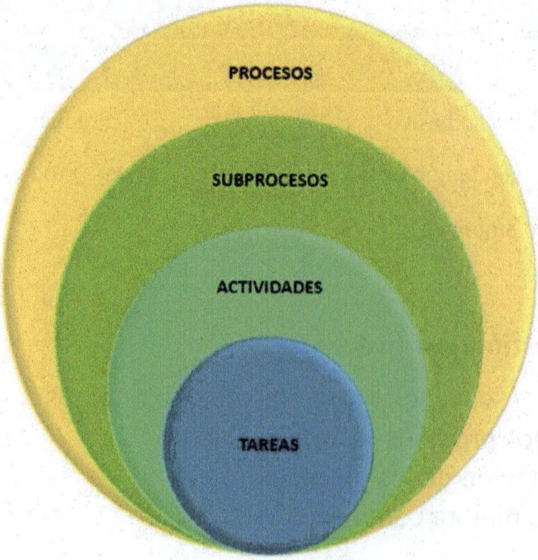

Figura 2.1. *Jerarquía del proceso.*

5.2.2. Describir los procesos y documentarlos

Después de la identificación y clasificación de los diferentes procesos de los que se compone la organización y de los elementos que los componen, el siguiente paso es *secuenciar* cada uno de ellos para poder ver de forma clara las entradas y salidas de cada uno, así como la relación existente entre ellos. La mejor forma de hacerlo es mediante el *mapa de procesos*. El mapa de procesos es la representación gráfica de los procesos, los elementos que los forman y las relaciones entre los diferentes procesos presentes en la organización. Las dos formas más frecuentes de hacer esta representación gráfica son:

- *Método IDEF o integration definition for function modelling.* Representa mediante cajones cada uno de los procesos y las fechas indican la relación existente entre ellos:

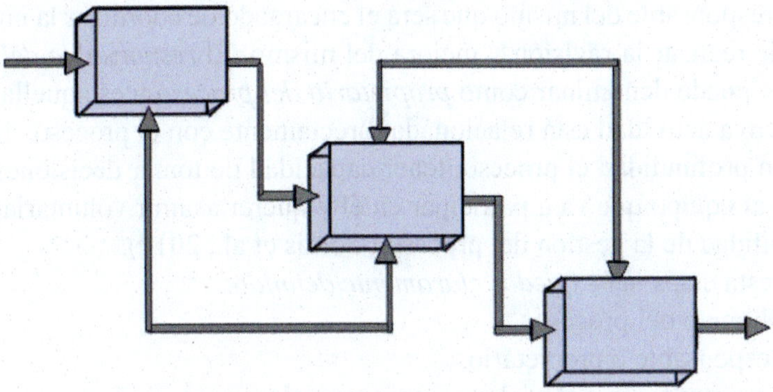

Figura 2.2. *Método IDEF. Fuente Pixabay.*

- *Diagrama de flujo o flujograma.* Representa el proceso a través de una serie de pasos estructurados y relacionados que permiten su revisión como un todo. En numerosas ocasiones se utilizan estas herramientas para la toma de decisiones. Cada uno de los elementos que forman el flujograma tienen un significado concreto. Las elipses marcan el inicio y el final del proceso, los rombos son puntos de toma de decisiones, las actividades se representan con rectángulos, los círculos son conectores y las flechas marcan la relación existente entre los elementos.

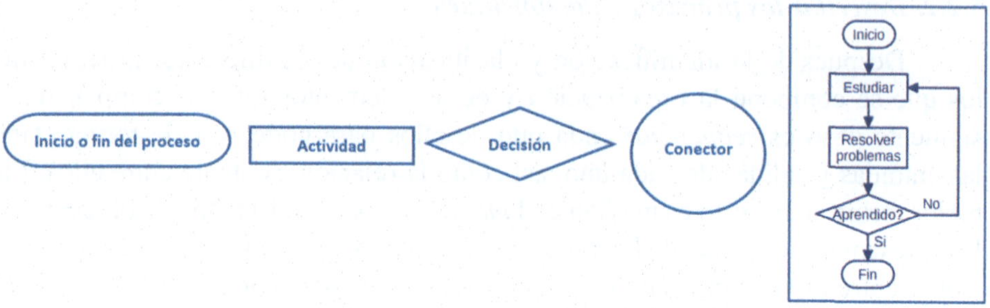

Figura 2.3. *Elementos y ejemplos de un flujograma.*

El objetivo del mapa de procesos es conocer y entender los diferentes procesos que se llevan a cabo. Para poder poner en funcionamiento un proceso debe existir un responsable del mismo que será el encargado de coordinar la implementación y de realizar la revisión y mejora del mismo. El *responsable del proceso* también se puede denominar como *propietario del proceso* y es aquella persona o unidad cuya actividad está relacionada directamente con el proceso. Tiene que conocer en profundidad el proceso, tener capacidad de tomar decisiones, liderar y motivar al equipo que va a participar en él y querer asumir voluntariamente la responsabilidad de la gestión del proceso (Gomis et al., 2017).

En esta etapa *debe quedar claramente definido:*

- Objetivo del proceso.
- Responsable o propietario.
- Recursos tanto materiales como personales necesarios.
- Establecer los indicadores que se van a utilizar para su evaluación y control.
- Definir las variables que se van a medir, cómo y cuándo va a hacerse.

El propietario del proceso puede apoyarse en un grupo o equipo de mejora, que son grupos de 6-10 profesionales que cuentan con el apoyo explícito de la dirección y que se encargaran de identificar, priorizar y caracterizar problemas y buscar soluciones o alternativas. La autoridad y responsabilidad última de la toma de decisiones es del propietario del proceso.

5.2.3. Implementación de los procesos

Es la *puesta en marcha del proceso*. Se va a realizar un seguimiento y control continuo mediante la medición de los indicadores previamente definidos que van a orientar acerca de si se está realizado el proceso de la forma correcta, lo que permite conocer si el proceso se está desarrollando de forma efectiva y eficiente.

El control y seguimiento continuo aporta información relevante, pudiendo identificar estrategias de mejora, de optimización de recursos, eliminación de tareas innecesarias y facilitar la toma de decisiones.

5.2.4. Proceso de mejora continua

La evaluación y la mejora continua permite a la organización crear valor de forma continua, identificar nuevas necesidades que puedan surgir y adaptarse para poder satisfacerlas. El modelo más utilizado para medir la calidad del diseño y la implantación del proceso es el de *mejora de la calidad o ciclo PDCA*.

Este modelo fue desarrollado por Deming. Es un sistema estructurado formado por cuatro etapas que se retroalimentan entre sí. Las etapas son: Planificar, hacer, evaluar y mejorar. También es conocido como el *ciclo PDCA* por sus siglas en inglés (*plan, do check, act*). En el siguiente gráfico se recogen las *fases* del ciclo de mejora continua y un resumen de las actividades que se realizan en cada una de ellas.

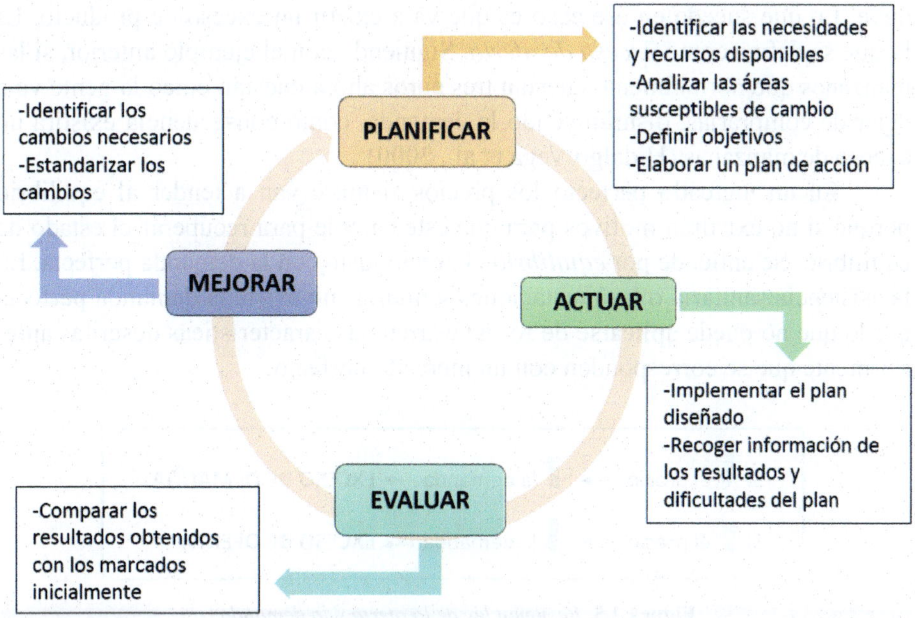

Figura 2.4. *Ciclo de mejora continua.*

6. LEY DE LA OFERTA Y LA DEMANDA

Como se ha visto en los puntos anteriores los recursos de los que se dispone para la satisfacción de las necesidades y problemas de la salud de la población son limitados, mientras que los usos de esos recursos pueden ser múltiples. Por este motivo las prestaciones sanitarias están sujetas a las reglas de mercado. El *mercado* se define como un mecanismo que permite encontrar un equilibrio, entre precios y cantidades de los intereses del demandante de un bien o servicio. y del ofertante del mismo (Hidalgo Vega et al., 2000).

El sistema de mercado es la relación existente entre la oferta y demanda. Dependiendo de las características de la oferta (producto ofertado y ofertante) y la demanda se establecen diferentes *estructuras de mercado.*

Cuando el precio del producto es cero la demanda tiende a infinito. Esta bajada de precio y el aumento de la demanda asociado a ese producto hace que se produzca una disminución de la oferta. Por ejemplo, si las manzanas que normalmente cuestan tres euros ahora cuestan uno, la demanda de esas manzanas aumentará, pero es posible que no exista suficiente cantidad de manzanas que la gente solicita. Esto es lo que se define como *exceso de demanda.*

En el caso contrario si el precio del producto aumenta, la demanda disminuye. Lo que sucede en ese caso es que va a existir un exceso de producto. Es lo que se define como *exceso de oferta.* Siguiendo con el ejemplo anterior, si las manzanas que normalmente cuestan tres euros ahora cuestan cinco la gente va a dejar de comprarlas, disminuyendo la demanda, como consecuencia existirá un exceso de manzanas (Hidalgo Vega et al., 2000).

En un mercado perfecto los precios siempre van a tender al equilibrio porque si no existirán motivos para que este cambie para recuperar el estado de equilibrio. Se entiende por *equilibrio* el precio justo con la demanda perfecta. En la asistencia sanitaria o las prestaciones sanitarias no existe la demanda perfecta por lo que no puede aplicarse de forma estricta las características descritas anteriormente que se corresponden con un mercado perfecto.

Si ⬇ el precio → ⬆ la demanda → **EXCESO DE DEMANDA**

Si ⬆ el precio → ⬇ la demanda → **EXCESO DE OFERTA**

Figura 2.5. *Resumen ley de la oferta y la demanda.*

7. FACTORES EXPLICATIVOS DE LA DEMANDA DE BIENES O SERVICIOS

La demanda de los servicios sanitarios depende de diferentes *factores* que serán explicados a continuación (Hidalgo Vega et al., 2000):

7.1. Precios de los demás bienes

- *Bienes sustitutivos.* Son aquellos que pueden satisfacer más o menos la misma necesidad. Por ejemplo, para cubrir la necesidad diaria de proteínas puede hacerse comiendo solomillo de ternera o pechuga de pollo.
- *Bienes complementarios.* Satisfacen conjuntamente la misma necesidad. Dos bienes son complementarios cuando se han de consumir juntos para cubrir la necesidad, por lo tanto, si se incrementa el precio de uno de ellos se incrementará el precio de ambos. Es decir, los bienes se complementan y no son útiles si se consumen por separado. Por ejemplo, si se incrementa el precio de la gasolina subirá el precio de los viajes en autobús.

7.2. Nivel de renta

Determina las posibilidades del individuo para el consumo de bienes y servicios. Se tendrán en cuenta la renta proveniente del salario y la no salarial. Existen diferentes *tipos de bienes* en relación con el nivel de renta.

7.2.1. Bien normal

Todo bien o servicio cuya demanda aumenta cuando aumenta la renta. Es decir, siguen la *ley normal de la demanda.* La mayoría de bienes y servicios pertenecen a esta categoría. Existen dos *tipos de bienes* normales dependiendo de cómo aumente su consumo en relación con el incremento de la renta:

- *Bienes de primera necesidad.* Su demanda se incrementa de manera más lenta en relación con el aumento de la renta. Son por ejemplo bienes de este tipo el pan o la leche.
- *Bienes de lujo o superiores.* Su demanda aumenta muy rápido cuando existe un incremento de la renta. Pertenecen a este grupo las actividades de ocio, ropa o pescado.

7.2.2. Bien inferior

Todos aquellos bienes o servicios cuya demanda disminuye al incrementarse el nivel de renta. Por tanto, este tipo de bienes incumplen la ley normal de la demanda. Por ejemplo: En las personas que tienen un poder adquisitivo menor prima el consumo de bienes cuyo coste es menor por ejemplo pan, patatas o pasta. En el caso de que en estas personas se produzca un incremento de la renta, estos productos dejarán de consumirse tanto y serán sustituidos por otros como carne o pescado.

Como resumen, cuando aumenta la renta se incrementa la demanda de bienes normales y lo hace en mayor medida la de los bienes superiores, mientras que disminuye la demanda de los bienes inferiores. En cambio, cuando disminuye la renta, el consumo intenta quedarse como estaba antes de ese descenso del nivel de renta.

7.3. Factores psicológicos y sociológicos

- *Gusto del consumidor.* Determinado por costumbres, cultura, publicidad, religión y posición social.
- *Factores demográficos.* Dependiendo del tipo de población (jóvenes, ancianos) las pautas de consumo son diferentes.
- *Estado.* Ofertando gratuitamente unos bienes y servicios y penalizando otros. El Estado grava con impuestos algunos productos incidiendo en su consumo como por ejemplo alcohol y tabaco y fomenta lo que le interesa por ejemplo dando ayudas para los alquileres.

7.4. Elasticidad de la demanda

Es un concepto que trata de medir los cambios que se producen en la demanda de productos, bienes o servicios en relación con las variaciones en cualquiera de los factores por los que se ve influida.

7.5. Tipos de demanda

- *Elástica.* El porcentaje en que varía la cantidad de producto demandado lo hace en mayor proporción que el precio. Por ejemplo, si el precio aumenta un 10%, la demanda disminuye un 20%. En este grupo se encuentran los bienes superiores o de lujo, ya que si el precio aumenta un poco muchos consumidores podrán prescindir de él.
- *Inelástica o rígida.* El porcentaje en que varía la cantidad demandada lo hace menor proporción que la variación del precio. Por ejemplo, si el precio aumenta un 10% la demanda disminuye un 5%. En este grupo se encuentran los bienes necesarios de primera necesidad, aquellos que no

podemos dejar de consumir, aunque el precio aumente, como por ejemplo la gasolina.

- *Unitaria.* El porcentaje en que varía la cantidad demandada lo hace en la misma proporción que la variación del precio. Si el precio aumenta un 10% la demanda disminuye un 10%.

Si existen buenos sustitutos de aquellos productos bienes o servicios que aumentan su precio, la demanda del bien será muy elástica. Por ejemplo, un pequeño aumento en el precio del aceite de oliva puede provocar que un gran número de consumidores se decida por usar aceite de girasol, disminuyendo en gran medida la demanda del aceite de oliva al incrementar su precio.

En cambio, si el gasto en ese bien supone un porcentaje muy pequeño de la renta de los individuos, su demanda será inelástica. Por ejemplo, un lápiz. Las variaciones en su precio influyen muy poco en las decisiones de los consumidores que desean adquirirlos.

La demanda de la salud es una demanda inelástica. Si se aumenta o se pone un precio a la atención sanitaria, disminuiría la demanda, pero lo hará en menor proporción del aumento del precio, porque la salud es un bien de primera necesidad. Pero en ese caso habría un problema de igualdad en el acceso a los servicios sanitarios porque se verían desfavorecidos los que tienen menos recursos económicos y aquellos que padecen enfermedades crónicas. Además, a largo plazo, al sistema le supondría un mayor gasto porque aquellas personas más desfavorecidas no acudirían a demandar la atención sanitaria en un primer momento, sino que va a tardar más en acudir a los centros sanitarios por lo que los cuidados que requerirían serían más complejos y costosos para el sistema. Por ejemplo, si un paciente con EPOC acude en las primeras fases de la descompensación de su enfermedad podría ser tratado únicamente con la administración de medicación en aerosol, mientras que en estadios más avanzados podría necesitar ingreso hospitalario lo que implica un mayor coste.

8. DEMANDA DE LOS SERVICIOS SANITARIOS

La demanda de los servicios sanitarios es una demanda derivada, en realidad lo que demanda la población es salud. La salud es un bien de inversión. Esto quiere decir que se dedican recursos con el objetivo de adquirir, fabricar o construir unos bienes que servirán para producir otros. En nuestro caso tener una población con un buen nivel de salud implica una menor desigualdad, mayores tasas de productividad y de bienestar social, lo que acaba traduciéndose en beneficios para el crecimiento económico de un país.

Por otro lado, la asistencia sanitaria es un bien de consumo. Es decir, los sistemas sanitarios tienen que hacer un gasto en bienes y servicios, para satisfacer las necesidades de la población.

8.1. Factores de los que depende la demanda sanitaria

- Valoración individual de la salud: Dependerá del nivel cultural, de la formación y del entorno.
- Agresiones y deterioros que sufra la salud: Por ejemplo: Edad, enfermedades crónicas o factores de riesgo.
- Las personas tienen un doble papel, no sólo son consumidoras de servicios sanitarios, sino que son *productores de su propia salud.* Aunque una mayor educación y cultura se relaciona con una mayor demanda de servicios sanitarios, también existe en este grupo una mayor producción de la propia salud, con el desarrollo de más conductas saludables.

8.2. Factores que influyen en la demanda sanitaria

8.2.1. Aseguramiento

Se define como el pago de una cantidad fija, periódica a cambio de hipotéticas prestaciones sanitarias. Esto está propiciado por la propia incertidumbre característica de las necesidades sanitarias. Los *tipos de aseguramiento* son (Salvador, 2010):

- *Aseguramiento privado:* Presenta problemas de equidad, ya que no todo el mundo tiene acceso a ellos y eficiencia porque se paga por unos servicios que tal vez no se vayan a utilizar.
- *Aseguramiento público:* La demanda está condicionada por el acceso libre o casi libre. Se considera casi libre porque la demanda de salud, aunque no tenga un coste económico sí que lo tiene en otros aspectos que serán desarrollados más adelante. El hecho de que el coste asociado a esa demanda sea pequeño, hace que ésta se incremente.

8.2.2. Precio

Tanto en sistemas privados como públicos el consumidor de los servicios sanitarios no se enfrenta al precio total del consumo más que en raras ocasiones. Se dice que la salud no tiene precio, pero si un coste.

- *Coste.* Se define como el gasto que asume el usuario. En la sanidad pública, el coste que soporta el usuario es el tiempo, lo que se conoce como *coste de oportunidad.*
- *Coste de oportunidad.* Se define como la renuncia a utilizar los recursos de los que se dispone en actividades alternativas para producir otros bienes que podrían ser tan deseados como la salud, es lo que se conoce como *ocupación alternativa del recurso*. Por ejemplo, un autónomo que tiene una panadería, para ir a tomarse la tensión tiene que cerrar la panadería y dejar de ingresar dinero en ese tiempo. La ocupación alternativa del recurso quiere decir que el recurso tiempo, puede emplearse en estar en la panadería o con la enfermera. Siempre debe tenerse en cuenta que el recurso tiempo, no tiene el mismo valor para unas personas que para otras.
- *Precio.* Se define como el valor monetario que se da a los servicios sanitarios.
- *Pago.* Se define como el valor monetario que se entrega a cambio, en este caso de un servicio que es la asistencia sanitaria. Por un lado, si se establece un pago para los servicios sanitarios que deba ser asumido por los usuarios aparecerían problemas de igualdad porque las personas más desfavorecidas tendrían más limitaciones para acceder a ellos. En cambio, que los usuarios no tengan que hacer frente a ese pago favorece que exista una valoración inadecuada de la asistencia sanitaria que reciben. Existe la tendencia a dar menos valor a aquello que no cuesta nada o que tiene un coste mínimo.
- *Gasto.* Es la cantidad de recursos invertidos para la satisfacción de una necesidad tanto económicos como de otro tipo, como por ejemplo el tiempo.

8.2.3. Relación de agencia y demanda de servicios sanitarios

Existe relación de agencia cuando una persona actúa por cuenta y en nombre de otro. Por ejemplo, en la relación médico - paciente: El paciente delega las decisiones terapéuticas en el médico, actúa por él y en su nombre. Actúa por el paciente porque es el médico el que tiene los conocimientos necesarios y en nombre del paciente porque éste ha depositado su confianza en ese médico y no en otro.

La relación de agencia puede ser simétrica o asimétrica. Es *simétrica* cuando las dos personas que intervienen en la relación tienen los mismos conocimientos, y es *asimétrica* cuando una de las personas implicadas en la relación tiene más conocimientos que la otra. En el ejemplo anterior existe una relación de agencia asimétrica.

Por ejemplo, una relación simétrica se produciría entre dos urólogos cuando uno de ellos tiene una hiperplasia benigna de próstata y acude a otro para ser atendido como paciente.

El primer demandante de los servicios sanitarios es el paciente porque es el que acude para satisfacer una necesidad de salud, pero el principal demandante de los servicios sanitarios es el profesional sanitario, ya que demanda y consume recursos de los servicios sanitarios por ejemplo pruebas complementarias, material de curas para cubrir la necesidad planteada por el usuario.

Los intereses del médico como agencia del paciente y como oferente de servicios pueden en ocasiones entrar en conflicto. Lo que los profesionales sanitarios pueden ofertar para *cubrir la demanda del usuario*, dependerá de:

- La institución y del medio en el que se encuentren. Por ejemplo, en un determinado hospital sólo se puede pedir un TAC si el paciente cumple una determinadas condiciones o características.
- La demanda de servicios sanitarios de los profesionales también se verá influenciada por lo que dicho profesional quiera ofertar a los pacientes.

9. FACTORES QUE INFLUYEN EN LA PRODUCCIÓN DE SERVICIOS SANITARIOS

Como ya se ha dicho con anterioridad uno de los factores que van a influir en la oferta es la cantidad de producto que existe. El producto de los servicios sanitarios es la mejora del nivel de salud o de la calidad de vida y para llegar a ese producto final combina diferentes factores productivos y procesos de producción. Cada centro donde se presta la atención sanitaria es una empresa de producción múltiple ya que existen tantos procesos productivos y productos finales como usuarios. La obtención de estos productos múltiples requiere de una gestión eficiente tanto de los factores productivos o inputs, como del propio proceso de producción. Dentro de los *factores productivos de los centros sanitarios* tenemos:

- *Recursos humanos.*
- *Equipo de capital o bienes de capital.* Son todos los aparatos, inmuebles e instalaciones utilizados para producir *salud*, junto a otros factores de producción. Se incluyen en este grupo por ejemplo los aparatos de radiología, quirófanos o consultas.

- *Materias primas.* También puede denominarse como *productos intermedios* y son todos aquellos recursos que se utilizan en el proceso productivo para alcanzar el producto final. En el caso de la asistencia sanitaria una mejora de salud, de calidad de vida o de las limitaciones de las personas. Se incluyen en este grupo por ejemplo los productos farmacéuticos o de curas.

A continuación, se explican los factores que afectan al proceso productivo.

9.1. Productividad

Se define como la cantidad de producto obtenido por cada factor productivo en un tiempo determinado. El objetivo de la productividad es medir la eficiencia de la producción por cada input. Se entiende por eficiencia la obtención del mejor o máximo rendimiento usando el mínimo de recursos. Por tanto, la productividad en los centros sanitarios será la calidad de los cuidados. Para mejorar la productividad la organización puede introducir cambios en los recursos o en el proceso productivo.

- Analizar los diferentes factores productivos, y cómo influyen en la productividad la introducción de modificaciones individuales y grupales.
- Economía de escala: Es la obtención de la máxima productividad por cada factor productivo. Se basa en la idea de que cuanto más producto se obtiene por cada input o factor productivo menores son los costes asociados. Por ejemplo, utilización de un solo equipo de resonancia magnética a pleno rendimiento en lugar de los cinco de los que se disponen concentrando a los usuarios. Los costes se reducen porque es necesario personal sólo para funcionamiento de uno de ellos y los gastos de electricidad también serán menores (Hidalgo Vega et al., 2000).

9.2. Costes

En el caso de la oferta de un producto y del proceso productivo los costes serán los gastos asumidos por el productor del bien o servicio. Lo que resulta más beneficioso para el ofertante es tener la máxima productividad al precio más reducido posible. Un factor productivo puede no ser rentable a pesar de tener una gran productividad si resulta muy caro. Por ejemplo, contratar a una enfermera es más caro que contratar a personal auxiliar por lo tanto si puede obtenerse lo mismo con algo que supone menos gastos se sustituye.

La oferta de un bien o servicio aumenta o disminuye en sentido inverso a como lo hagan los costes de producción y el precio de los factores productivos.

9.3. Objetivos de los ofertantes

El objetivo del oferente es obtener el máximo beneficio. Al existir diferentes oferentes en el sistema sanitario (ministerio, hospital, centros de salud, gerencia, personal sanitario) existen diferentes objetivos.

Por una parte, para que la oferta sea eficiente debe existir coordinación entre los objetivos de los diferentes ofertantes. Por otro lado, para que ese proceso productivo aumente su eficiencia, los profesionales sanitarios que intervienen en él deben conocer los gastos asociados a sus decisiones. Para fomentar esto último se está cambiando el paradigma de la atención sanitaria apostando por la *gestión por procesos,* implicando a los profesionales sanitarios en la gestión de los recursos que utilizan en la atención sanitaria.

Para que la oferta pueda mantenerse en el tiempo, los ingresos deben ser suficientes para cubrir tanto los costes variables como los fijos.

9.3.1. Eficacia y eficiencia

El *objetivo* común a los ofertantes tanto públicos como privados es la obtención del máximo aprovechamiento de los recursos disponibles:

- *Eficacia.* Capacidad para cubrir objetivos asignados.
- *Eficiencia.* Ser eficaz al menor coste posible.
- *Eficiencia asignativa (política).* Se define como la capacidad de los oferentes de producir los bienes o servicios que demandan los consumidores. Además, estos productos son ofertados a un precio que maximiza el beneficio de los consumidores. Está controlada a nivel político mediante la definición de los objetivos y la administración sanitaria.
- *Eficiencia de la producción (institucional).* Es la utilización racional de los recursos con el aprovechamiento máximo de los potenciales existentes. Se controla mediante las auditorías externas.
- *Eficiencia asistencial (cuidados).* Medida en la que los servicios sanitarios ofertados mejoran los niveles de salud de la población y cubren las necesidades de los usuarios. Es el servicio sanitario directo y es controlado por el usuario mediante el reflejo de su grado de satisfacción.

9.3.2. Equidad

La Real Academia de la Lengua define la *equidad* como la cualidad que consiste en dar a cada uno lo que se merece en función de sus méritos o condiciones.

• *Equidad horizontal.* Las personas con las mismas características y condiciones reciben lo mismo. Trato igual a los iguales. Asignación de los mismos recursos para la misma necesidad.

• *Equidad vertical.* Trato adecuadamente desigual a los que tienen características o condiciones diferentes. Asignación de recursos diferentes ante la misma necesidad para aquellas personas que tienen una situación más desfavorable.

10. TIPOS DE COSTES SANITARIOS

10.1. Según su valoración económica

- *Tangibles.* Son aquellos que pueden ser cuantificados de una manera clara y concreta. Pueden ser de dos *tipos:*
  - *Directo.* Son los costes que están directamente relacionados con el servicio prestado. Por ejemplo, los costes del personal de quirófano en una intervención de apendicitis.
  - *Indirecto.* Es aquel coste que está relacionado con el proceso productivo de uno o más productos que oferta la organización y que no puede medirse o asignarse a una etapa o producto concreto. Por ejemplo, el gasto en las comidas para los pacientes hospitalizados.
- *Intangibles.* Aquellos que no pueden cuantificarse de una forma clara y concreta o que resulta difícil hacerlo. En este grupo se incluiría el coste de oportunidad definido anteriormente.

10.2. Según la parte del sistema que reflejan

- *Totales.* Es la suma de los costes fijos y los variables.
  - *Fijos.* Son aquellos que no dependen de la cantidad producida, por lo tanto, no tienen una relación directa con la actividad. Se incluyen en este grupo la luz, uniformes o el servicio de lavandería.
  - *Variables.* Tienen relación directa con la actividad. Cambian según el número de pacientes atendidos, la patología que presentan y las características de los mismos. Pertenecen a esta categoría los gastos de farmacia, de material de curas, o los pañales.
- *Unitario.* Coste asociado por unidad de producto. Por ejemplo, coste asociado a la realización de una apendicectomía.

10.3. Evaluación y análisis de los costes

Los costes de los productos sanitarios pueden evaluarse y analizarse de tres *formas* diferentes:

- *Análisis coste-efectividad:* Evalúa los costes según los resultados reales obtenidos. Es el análisis que más frecuentemente se realiza en intervenciones sanitarias para maximizar los resultados controlando los gastos. Los beneficios se miden en mejoras clínicas. Por ejemplo, la educación sobre el cuidado de los pies en diabéticos ha reducido las lesiones en un 42%.
- *Análisis coste-utilidad:* Evalúa los resultados en función de la calidad del producto conseguido. Los beneficios se miden en relación con las consecuencias valoradas positivamente de forma subjetiva por los usuarios en términos de calidad de vida o bienestar alcanzados al final de la intervención. Por ejemplo, la calidad de vida de los pacientes diabéticos menores de 35 años con bomba de insulina mejora un 64%. El paciente valora de forma más positiva su calidad de vida después de empezar a usar la bomba de infusión que antes.
- *Análisis coste-beneficio:* Evalúa los beneficios en unidades monetarias. También es muy utilizado en sanidad para la asignación de los recursos, siempre escasos, entre múltiples alternativas. Este tipo de análisis puede presentar sesgos porque pueden existir beneficios intangibles que no sean tenidos en cuenta en este tipo de evaluación. Por ejemplo, un determinado tipo de catéter de inserción venosa periférica cuesta más caro que otro, pero ha disminuido el número de flebitis. Establece el beneficio en función del ahorro monetario de la disminución de las flebitis.

11. CÁLCULO DE LOS COSTES. *CASE MIX*

Para poder realizar una atención eficiente desde el punto de vista de los costes, es necesario conocer cuáles son las necesidades de la población, para conocer la cantidad de recursos que deben dedicarse y dónde debe hacerse. Esto permitirá una gestión económica más eficiente y permitirá la contención del gasto.

11.1 Determinación de los costes

Desde hace mucho tiempo, se ha realizado un cálculo aproximado del coste total de las organizaciones mediante la suma de la totalidad de las partidas económicas empleadas en su funcionamiento. Este sistema plantea un problema y es que la información que nos aporta no permite conocer dónde y cómo se produce el gasto. Por lo tanto:

- Es imposible adjudicar fondos económicos en relación a objetivos y actividades previstas o realizadas, lo que provoca incertidumbre e ineficacia.
- No permite realizar la evaluación de actividades de forma concreta.
- No se puede incentivar a los trabajadores por el cumplimiento de objetivos.

Por todo lo anterior son necesarias fórmulas para poder atribuir costes a los distintos servicios y actividades. Dentro de esos sistemas para imputar costes, el más conocido es el sistema de clasificación de procesos asistenciales *case mix*. Este sistema se basa en el análisis de la casuística del centro sanitario, es decir, cuáles son los procesos atendidos o realizados por ese centro sanitario.

Ya se ha definido con anterioridad en este capítulo que los procesos asistenciales son el conjunto de actividades que se realizan en los centros sanitarios con la finalidad de cubrir las necesidades de salud de la población. El objeto del *case mix* es asignar un coste a cada uno de esos procesos para así poder determinar el gasto. Volviendo al ejemplo de la apendicectomía, si cada intervención tiene un coste de tres mil euros, y en el centro de análisis se realizan diez intervenciones de este tipo al mes, permite conocer el gasto mensual atribuible a las apendicectomías.

11.2. Conjunto mínimo de datos básicos (CMDB)

En 1982 la Comunidad Europea desarrolla el *European Minimum Basic Data Set* con el objetivo de fomentar la planificación, gestión, evaluación de la asistencia sanitaria y la investigación, ya que la recogida de estos datos mínimos permitiría la comparación tanto a nivel nacional como internacional. Los *datos* que el Consejo de Europa determina que deben recogerse en el momento del alta del proceso asistencial son los siguientes:

Tabla 2.2. *Variables del CMBD.*

1. Identificación del centro sanitario	8. Circunstancias de ingreso
2. Identificación del paciente con número de historia	9. Diagnóstico principal y secundario
3. Fecha de nacimiento	10. Procedimientos quirúrgicos y obstétricos
4. Sexo	11. Otros procedimientos
5. Lugar de residencia	12. Fecha de alta
6. Financiación	13. Circunstancia de alta
7. Fecha de ingreso	14. Identificación del médico responsable del alta

El CMDB fue aprobado por el Consejo Interterritorial del Sistema Nacional de Salud en el año 1987 con el objetivo de adaptarse a las recomendaciones internacionales en relación con la recogida de información de los procesos asistenciales. Fue incorporándose de forma paulatina a las diferentes comunidades autónomas siendo de obligado cumplimiento desde 1992.

El CMBD es la información mínima y básica de cada episodio asistencial del paciente. Se recoge al finalizar la atención hospitalaria y debe aparecer en el informe de alta que se entrega la paciente. Incluye información sanitaria e información administrativa, tanto del paciente como de la institución que le atendió. Estos datos se recogen de manera estandarizada y permiten conocer la morbilidad. Cada una de las comunidades autónomas en el ejercicio de sus competencias de la gestión de la atención sanitaria han ido desarrollando diferentes modelos de implantación del CMBD.

En año 2010 se aprueba el Real Decreto 1093/2010, de 3 de septiembre (Ministerio de Sanidad y Política Social, 2010) en que se regulan los informes en los que debe parecer el CMBD con la finalidad de unificar criterios en todos los centros e instituciones del Sistema Nacional de Salud. Estos *informes* son:

- Informe clínico de alta.
- Informe clínico de consulta externa.
- Informe clínico de urgencias.
- Informe clínico de atención primaria.
- Informe de resultados de pruebas de laboratorio.
- Informe de resultados de pruebas de imagen.
- Informe de cuidados de enfermería.
- Historia clínica resumida.

En el año 2015 se publica el Real Decreto 69/2015 de 6 de febrero (Ministerio de Sanidad, Servicios Sociales, e Igualdad, 2015), por el que se regula el *Registro de Actividad de Atención Sanitaria Especializada*. El objeto de este Real Decreto es regular el registro información de la atención sanitaria especializada tomado como punto de partida el CMBD y que se denominará como RAE-CMBD y está formado por 31 ítems. Este *sistema de registro* será de aplicación en los informes de:

- Hospitalización.
- Hospitalización a domicilio.
- Hospital de día médico.
- Cirugía ambulatoria.

- Procedimiento ambulatorio de especial complejidad.
- Urgencia.

11.3. Grupos relacionados con el diagnóstico, GRDs

Los *grupos relacionados con el diagnostico* (GRDs) son un sistema de clasificación de pacientes que los agrupa a partir del *conjunto mínimo de datos básicos* (CMDB) de su informe de alta creando de esta forma grupos homogéneos. Para la asignación de los usuarios dentro de uno u otro grupo se utiliza el diagnóstico principal que aparece en dicho informe. Para la clasificación y codificación de las enfermedades se utiliza la *Clasificación Internacional de Enfermedades* (CIE) que permite el análisis y la comparación de esta información a nivel internacional. La versión de esta clasificación que se utiliza actualmente en España es el *CIE-10-ES*. Una vez definidos esos GRDs se les pueden imputar los costes derivados de la estancia hospitalaria.

En los costes imputables a estos pacientes deben incluirse también aquellos derivados de las actividades de enfermería. Para identificar, asignar, describir y codificar las actividades enfermeras asociadas a cada uno de esos GRDs se utiliza el proyecto para la *Normalización de las Intervenciones de la Práctica Enfermera* (NIPE). Según aparece en el capítulo 1 del proyecto NIPE (Rivero Cuadrado et al., 2002) éste, *pretende ser una herramienta para que cualquier profesional de enfermería pueda determinar las intervenciones que debe aplicar a un paciente en función de una serie de elementos relacionados, así como las actividades que componen cada intervención, convirtiéndose las normas NIPE en normas tipo guías.* Se profundizará sobre él más adelante en el capítulo.

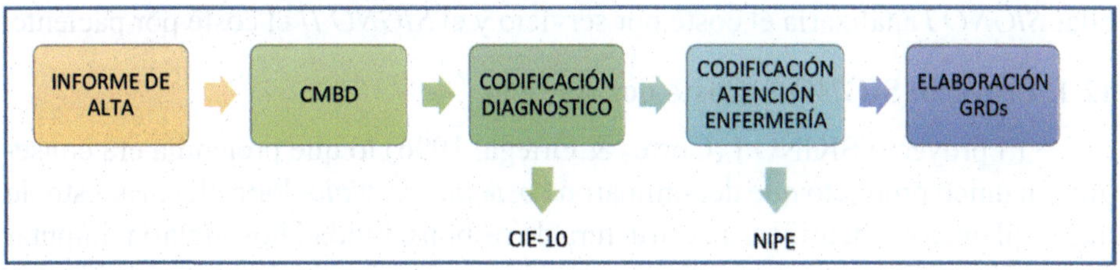

Figura 2.6. *Elaboración GRD.*

11.4. Complejidad del *case mix*

Este término hace referencia a las características particulares de los pacientes que a pesar de tener un mismo diagnóstico principal pueden hacer que el proceso asistencial, y en consecuencia los costes sean completamente diferentes. Para evaluar la complejidad del case mix, que desde el punto de vista de la atención sanitaria hace referencia a la complejidad del paciente, se utilizan los siguientes *datos* que también están incluidos en el CMDB:

- Gravedad de la enfermedad.
- Pronóstico.
- Dificultad del tratamiento.
- Necesidad de actuación médica. Problemas que podrían derivarse en caso de retrasarse la atención urgente o continuada de la enfermedad.
- Intensidad de los recursos. Hace referencia al número y al tipo de atención tanto médica como de enfermería que previsiblemente necesitará el paciente en relación con su enfermedad.

12. CONTABILIDAD ANALÍTICA. PROYECTO SIGNO

La contabilidad analítica también se denomina como *contabilidad de costes*. Su objetivo es conocer el origen tanto de los ingresos como de los gastos de una organización para ser más eficiente (Cortés & Ortega, 1996).

En el año 1992 el INSALUD pone en marcha el *proyecto SIGNO*. Su objetivo era facilitar herramientas de gestión encaminadas a mejorar la eficiencia de los servicios asistenciales, mediante la coordinación de todas las actuaciones orientadas al desarrollo y normalización de la evaluación de los costes y los resultados económicos. El proyecto se desarrollaría en dos *fases*, la primera de ellas *SIGNO I* analizaría el coste por servicio y el *SIGNO II* el coste por paciente.

12.1. Proyecto SIGNO I. Coste por servicio

El proyecto SIGNO I (Cortés & Ortega, 1996) lo que pretendía era conseguir un único producto que denominaron *coste por servicio*. Para alcanzar esto, lo que se plantea es identificar la estructura de responsabilidad hospitalaria, imputar costes a lo que llaman *grupos funcionales homogéneos* y finalmente identificar la facturación de cada servicio. Los *objetivos* de proyecto SIGNO I son:

- Definir la estructura del hospital ordenando los elementos del proceso productivo en tres niveles de gestión de costes y tres posiciones productivas:

Niveles de gestión de costes

– *Primer nivel: Grupos funcionales homogéneos* (GFH). Son las *unidades mínimas de gestión*. Cada uno de ellos tendrá asociados costes estructurales, costes repercutidos y costes propios. A esto se le denomina *estructura de costes*. El cálculo de los costes estructurales se hará de forma estimativa y proporcional a la actividad del servicio. Por ejemplo, en el hospital de día de oncología de un hospital serían costes estructurales los derivados del consumo de luz o calefacción (unidad de gestión económica), costes propios el personal del servicio o el material que se consume y costes repercutidos las analíticas o las pruebas de imagen que se solicitan desde ese servicio. Al conocer su coste se puede prever su gasto y la influencia que tiene en la totalidad de la organización.
– *Segundo nivel: Servicios funcionales* (SF). Está formado por uno o más grupos funcionales homogéneos con un responsable jerárquico común. Continuando con el ejemplo anterior, el hospital de día de oncología y la planta de hospitalización de la misma especialidad que tienen un único supervisor.
– *Tercer nivel: Áreas funcionales* (AF). Formados por varios servicios funcionales. En el ejemplo propuesto el área de oncología que está formado por el hospital de día y la hospitalización de oncología y el hospital de día y hospitalización de hematología.

Posiciones productivas

– *Estructurales:* Unidades de soporte a los GFH, directivas y económico-administrativas: Costes estructurales.
– *Finales:* Definen la principal actividad de la unidad: Cirugía, docencia, medicina interna, obstetricia, ginecología, pediatría, psiquiatría, urgencias.
– *Intermedias:* Dan soporte a los finales y pueden facturarles sus costes, servicios centrales asistenciales y logísticos: Servicio de admisión, bloque quirúrgico, consultas.
– *Externas:* Farmacia, hospitalización, laboratorios, medicina intensiva, radiodiagnóstico, pruebas especiales. Sus costes repercuten en otras unidades.

- Identificar los costes mejorando la información, organización y gestión del gasto.

- Imputación de costes, considerando los servicios funcionales finales como el producto básico del hospital, imputándoles el coste total o final. En el ejemplo propuesto los costes asociados al servicio de oncología, tanto hospital de día como hospitalización.
- Normalización de la estructura hospitalaria y del sistema de imputación.
- Evaluar y mejorar la calidad mediante la comparación costes como parte del mecanismo utilizado para evaluar y mejorar la calidad.

12.2. Proyecto SIGNO II. Coste por actividad

El proyecto SIGNO II (Cortés & Ortega, 1996) es una continuación del anterior y lo que pretende es profundizar más en las actividades realizadas dentro de cada grupo funcional homogéneo para tener un mayor control sobre los costes. En el proyecto SIGNO II lo que pretende es analizar los gastos derivados de cada proceso asistencial atendido. Continuando con el mismo ejemplo, de los gastos de oncología, ¿cuántos costes son imputables a las neoplasias de mama?. *Se analiza:*

- Cuidados de enfermería.
- Pruebas analíticas.
- Procesos quirúrgicos.
- Pruebas de imagen.
- Consultas a otros servicios, por ejemplo, ginecología, o urgencias.
- Medicación.

El proyecto SIGNO después de su implementación es abandonado en el año 1998 y es sustituido por el *GECLIF (Gestión CicloFinanciera)* que está orientado a identificar el coste por paciente y tiene como objetivo revitalizar el Proyecto Signo y mejorarlo. GECLIF también es abandonado en el año 2002 cuando finaliza el proceso de transferencia de competencias sanitarias a las Comunidades Autónomas, momento en el que aparece un modelo diferente por cada una de ellas.

13. PRESUPUESTO. CONCEPTO Y TIPOS

El *presupuesto* es un documento contable donde se recogen los ingresos y los gastos de un determinado periodo de tiempo, teniendo en cuenta los objetivos y actividades previstas. Existen diferentes *tipos de presupuesto:*

- *Presupuesto histórico.* Se elabora partiendo del presupuesto del año anterior, incrementándolo de acuerdo con el incremento de precios al consumo (IPC).

- *Presupuesto de base 0.* Determinado por cada una de las actividades a realizar para cumplir los objetivos y el plan general de la empresa, se establecen los costes e ingresos necesarios.
- *Presupuesto por programas.* Determinado por cada uno de los objetivos del programa y las actividades programadas para su obtención.

14. ENFERMERÍA Y ADMINISTRACIÓN

Las enfermeras dentro de la administración de servicios de salud deben considerarse como colectivo y de forma individual.

Como colectivo

- *A nivel laboral:*
  - Número de personas que forma el colectivo.
  - Recursos invertidos en el colectivo. Por ejemplo, nóminas o medidas de prevención de riesgo laborales.
  - Recursos utilizados por el colectivo. Por ejemplo, el tiempo empleado en la realización de las intervenciones enfermeras, utilización del material de curas.
- *A nivel profesional:*
  - Efectuando cuidados directos de distinto grado de complejidad.
  - Estableciendo relaciones con otros servicios y departamentos de las instituciones sanitarias.
  - Manteniendo relaciones terapéuticas con los pacientes.

De forma individual

- Participa en los diferentes niveles organizativos.
- Es una parte fundamental del aparato administrativo.
- Responsable de la aplicación correcta del proceso administrativo.

El personal de enfermería dentro de la administración desempeña un triple papel *objeto, sujeto y beneficiaria.*

- Como *objeto*, por un lado, es un recurso numeroso y costoso y por otro, productora de bienes con la atención que da a los pacientes.
- Como *sujeto*, maneja recursos tanto materiales como humanos y participa en los distintos niveles de la organización.
- Como *beneficiaria*, la enfermera asistencial participa en la implementación del proceso administrativo o como gestora aplicándolo. Además,

colabora en el desarrollo y autonomía profesional lo que implica mayor reconocimiento laboral.

14.1. Función administradora en enfermería

La enfermería en su ejercicio profesional realiza diferentes *funciones:*

- *Función asistencial.* Proporcionando cuidados de calidad.
- *Función docente.* Con los pacientes para la transmisión de conocimientos para adoptar conductas saludables y con los profesionales de enfermería y miembros del equipo para la actualización de conocimientos y adaptación a las nuevas necesidades.
- *Función investigadora.* Ampliación, profundización, desarrollo de conocimientos propios, búsqueda de soluciones concretas a problemas prácticos. Esto implica el desarrollo profesión enfermera.
- *Función gestora.* La administración y sus principios son aplicados por la enfermería en la realización de sus funciones ya sea de forma directa o indirecta, beneficiándose tanto los profesionales como la administración. Por ejemplo, cuando se utilizan de forma racional los recursos de los que se dispone, con la realización de trabajos y de forma sistemática para conseguir los mejores resultados.

14.1.1. Niveles de administración en enfermería

- *Nivel básico.* Enfermera asistencial que proporciona el cuidado directo al paciente. En este nivel realiza *funciones* como utilización adecuada de recursos, recoger, registrar, transmitir y almacenar información del estado de salud del paciente, coordinación con otros niveles asistenciales y elaboración, ejecución y evaluación del plan de cuidados.
- *Nivel intermedio.* Supervisores y coordinadores. Se encargan de la correcta distribución y disponibilidad de recursos humanos y materiales, la coordinación, supervisión y control de la calidad de cuidados prestados y responsabilidad en la formación y orientación del personal a su cargo.
- *Nivel gestor.* Directores. Deciden las líneas de actuación de todo el personal de enfermería, realizan funciones administrativas, se encargan de la selección y distribución del personal, elaboran y ejecutan los presupuestos, desarrollan políticas, objetivos y normas de funcionamiento, evalúan la calidad de los trabajadores y del trabajo realizado.

14.2. El producto enfermero

El *producto enfermero* son los cuidados expertos que están suministrados por los profesionales de enfermería a los clientes-pacientes de la empresa sanitaria.

Los productos logrados por los servicios de enfermería se consideran generalmente *productos intermedios*. Los profesionales de enfermería ofrecen un producto definido: Cuidados y técnicas de enfermería, participando de este modo para alcanzar el producto final de la empresa que es la mejora de la salud o de la calidad de vida de los usuarios. Es necesario hacer matizaciones relacionadas con el nivel asistencial: Atención primaria y especializada.

14.2.1. Producto enfermero en atención primaria

La enfermera en atención primaria realiza intervenciones independientes e interdependientes inducidas por prescripciones médicas. Una consulta de enfermería a demanda, cuando no forma parte de un proceso del centro de salud, será un *producto final enfermero*. Por ejemplo, hacer un electrocardiograma, será un *producto intermedio* al igual que la aplicación de un plan de cuidados a un diabético ya que ese plan de cuidados se enmarca dentro del programa de atención al paciente diabético.

14.2.2. Producto enfermero en atención especializada

En el hospital, los productos enfermeros están considerados como *productos intermedios*. Se pueden *clasificar* los productos de enfermería en el hospital siguiendo las actividades desarrolladas por los profesionales:

- *Productos de facilitación de la práctica profesional.* Son aquellos que se fabrican de acuerdo a los procesos de gestión. Por ejemplo: Elaboración por el comité de bioética y posterior difusión a todos los profesionales de enfermería de un manual de información al paciente sobre los procesos de enfermería.
- *Productos de cuidados propios.* Son los productos derivados de la práctica asistencial que aportan un valor al cliente y que están relacionados con la promoción, prevención o rehabilitación de la salud. Ejemplo: Diseño y aplicación de un plan de cuidados estandarizado.
- *Productos de cuidados y técnicas derivadas.* Son los productos que el cliente recibe directamente por el profesional de enfermería, pero que han sido prescritos por el médico. Ejemplo: Realización de pruebas del laboratorio.

- *Productos de soporte asistencial.* Son los productos fabricados por el personal de enfermería e incluyen una determinada carga de *industrialización* en el proceso de elaboración. Ejemplo: Esterilización de material quirúrgico.

3. ADMINISTRACIÓN SANITARIA: SISTEMAS SANITARIOS

1. INTRODUCCIÓN

Los sistemas sanitarios se encargan de la atención de la salud y forman parte de un sistema social global formado por el sistema económico, educativo, y de defensa. La perspectiva sistémica nos permite entender la estructura y la función de los sistemas sanitarios.

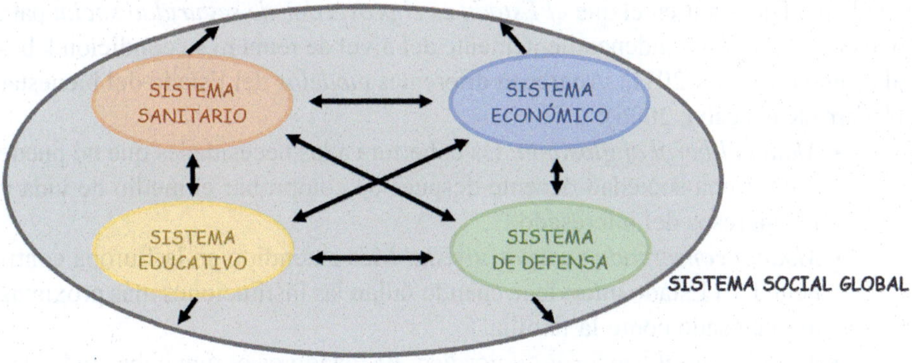

Figura 3.1. *Esquema del sistema social global.*

En el siglo XIX, durante la revolución industrial surgen los primeros movimientos de las organizaciones obreras para reivindicar derechos sociales y de atención. En primer lugar, se reclama la atención de accidentes y la atención de salud después. Tras la Segunda Guerra Mundial se culmina el desarrollo de los sistemas de atención a la salud, apareciendo un modelo de planificación centralizada de los países socialistas y un modelo de los seguros privados de EEUU. En la mayoría de los países europeos se desarrolla el modelo de seguridad social.

El 7 de abril de 1948 se crea la OMS. En su Constitución (*World Health Organization,* 1985) establece como objetivo alcanzar el máximo grado de salud posible para todos los pueblos y define la *salud* como el completo bienestar físico, psíquico y social y no sólo como la ausencia de enfermedades. Cualquier país que formara parte de la Organización de Naciones Unidas, podía formar parte de la OMS. El 10 de diciembre de ese mismo año se firmó la *Declaración Universal de los Derechos Humanos* como respuesta a la barbarie de la Segunda Guerra Mundial, donde se recoge la salud como un derecho universal de las personas.

Entre los años 1950-1980 se desarrolla el *Estado de Bienestar* en Europa. El Estado del Bienestar tiene tres *etapas* históricas. La primera de ellas es el *Estado asistencial o residual*, en el que sólo las personas que estaban en las condiciones más desfavorecidas tenían acceso a las prestaciones de la seguridad social, pero estas prestaciones no provenían del Estado sino de la beneficencia. La siguiente etapa es el *Estado de providencia*, en él, todas las personas tenían acceso a las prestaciones independientemente del nivel de renta que tuvieran, pero para recibirlas tienen que haber contribuido al seguro y que hubiera ocurrido alguna contingencia como pérdida del empleo o un accidente. Y finalmente el Estado del Bienestar en el que *el Estado es el proveedor de seguridad social* para todos los ciudadanos independientemente del nivel de renta ni su condición laboral (Olmos & Silva, 2011). Aparecen diferentes *modelos* del Estado del bienestar (Navarro Ruvalcaba, 2006):

- *Modelo liberal anglosajón.* Da cobertura a las necesidades que no puede asumir una sociedad decente después de comprobar el medio de vida y los ingresos del interesado.
- *Modelo conservador-corporativista.* Más extendido en la Europa continental. El Estado interviene cuando fallan las instituciones más próximas al interesado como la familia.
- *Modelo socialdemócrata o nórdico.* El Estado es el que cubre todas las necesidades básicas de la población de forma universal y con un amplio programa de prestaciones sociales.
- *Modelo mediterráneo.* Se caracteriza por la existencia de una asistencia social mínima.

En España en el año 1978 la Constitución reconoce, en su artículo 43, el derecho a la protección de la salud y además dice que compete a los poderes públicos organizar y tutelar la salud pública a través de medidas preventivas y de las prestaciones y servicios necesarios.

Es en el año 1986 cuando se desarrolla la Ley General de Sanidad (BOE, 1986) en su artículo 1 dice que *la presente Ley tiene por objeto la regulación general de todas las acciones que permitan hacer efectivo el derecho a la protección de la salud reconocido en el artículo 43 de la Constitución.*

Los problemas actuales a los que tiene que hacer frente nuestro sistema sanitario son, por un lado, el envejecimiento de la población con el consiguiente incremento de las enfermedades crónicas, junto con un gran avance tanto de los sistemas de diagnóstico como de tratamiento pero que hace que su coste sea también más elevado y por otro, la aparición de nuevas enfermedades.

2. SISTEMA DE SALUD Y SISTEMA SANITARIO

- *Sistema de salud.* Según la OMS se define como una estructura social que está constituida por el conjunto de personas y acciones destinados a mantener y mejorar la salud de la población. Engloba, por tanto, todas las instituciones y organizaciones dedicados a la producción de actividades y medidas de salud. Todas ellas están interrelacionadas. Se incluyen aquí las políticas económicas, de educación, condiciones laborales, o medio ambiente.
- *Sistema sanitario.* Es el conjunto de recursos que se ponen en marcha para responder a los problemas y necesidades de salud de una población. El sistema sanitario es un subsistema del sistema de salud.

3. ASPECTOS DEFINITORIOS DE UN SISTEMA SANITARIO

3.1. Protagonistas del sistema sanitario

- *Usuarios o beneficiarios.* La cobertura que tiene el sistema, es decir, los destinatarios de todas las acciones de salud. Para conocer los problemas y necesidades de salud de una población, ésta debe ser analizada desde diferentes perspectivas, demográfica, sociológica y epidemiológica. En este análisis deben tenerse en cuenta también cuáles son sus expectativas.
- *Proveedores.* Son los encargados de ofrecer bienes y servicios para cubrir las necesidades o problemas de salud de la población. Van a definir

la oferta de esos productos. Para que la oferta sea acorde a la demanda deben establecer qué van a ofrecer, cómo lo van a hacer, cuándo y dónde. Los proveedores pueden ser púbicos o privados. Son proveedores de salud, por ejemplo, profesionales de la salud, hospitales, centros de atención primaria, centros de rehabilitación, servicios de urgencias.

- *Aseguradores.* Son el enlace entre los usuarios y los proveedores de salud. Orientan y supervisan todo el sistema. Pueden ser públicos o privados.
- *Departamentos de salud de las distintas Comunidades Autónomas.* Actúan en función de su política de salud.

3.2. Funciones

- *Regulación.* Determina cómo debe funcionar el sistema de salud y establece normas, reglas o leyes. Dentro del sistema sanitario existen diferentes *mecanismos de control:*
  - Los gobiernos que regulan mediante las leyes y normas.
  - Las aseguradoras que lo hacen mediante la cartera de servicios que determina cuál es su oferta, y los tipos de pólizas.
  - Proveedores: A través de colegios profesionales; tarifas por servicio.
  - Población: Mediante el voto electoral.
- *Financiación.* Origen de los fondos destinados a la sanidad. La financiación puede ser pública o privada.
  - *Pública.* El 94,07% de la financiación de la sanidad proviene de los impuestos. Conviene aclarar en este punto, que las cotizaciones sociales (Seguridad Social) que aparecen en las nóminas de los trabajadores, no se dedican a la financiación de la asistencia sanitaria sino a sufragar los gastos derivados de las pensiones, bajas por maternidad y paternidad, y las prestaciones de las enfermedades profesionales y los accidentes de trabajo. Esto es así desde el año 1999, aunque hasta el año 2013 no se completó de manera definitiva la separación de las fuentes de financiación de la seguridad social y la asistencia sanitaria.
  - *Privada.* Se puede hacer de diferentes maneras, mediante pago directo al proveedor de servicios, pago de una prima de seguro médico o mediante la participación en el pago de algunos servicios (copago), el pago es compartido entre el usuario y el proveedor de atención.

- *Gestión.* Se encarga de la planificación, organización, dirección y control del sistema sanitario. A nivel general o bien a nivel de una empresa u organización del sistema. Depende de:
  – Titularidad pública o privada.
  – Implicación de los profesionales y usuarios en la toma de decisiones.
  – Grado de descentralización.
  – Participación de los profesionales y valoración de su producto.
- *Provisión.* Prestación del servicio. Debe evaluarse la calidad, cantidad, continuidad, accesibilidad, cobertura, capacidad integradora de los diferentes niveles asistenciales.

4. TIPOS DE SISTEMAS SANITARIOS

La clasificación que se desarrolla a continuación se basa en las relaciones existentes entre los diferentes agentes - protagonistas y su ejercicio de las funciones. En la mayoría de los países coexisten varios de los sistemas sanitarios que se explican a continuación, pero el modelo asignado a cada país es aquel que está más extendido.

4.1. Modelo liberal

- *Financiación.* Pago directo entre el usuario y el proveedor de la atención. Se paga por acto o servicio recibido. Existe una relación directa entre el usuario y el proveedor, no hay compañías aseguradoras.
- *Provisión.* Basado en la ley de la oferta y la demanda. El usuario elige el proveedor que consideran más adecuado.
- *Regulación.* El profesional tiene libre prescripción y no está sujeto a normas institucionales. La administración pública determina normas para apertura de consultas y los colegios profesionales establecen la deontología y las tarifas.

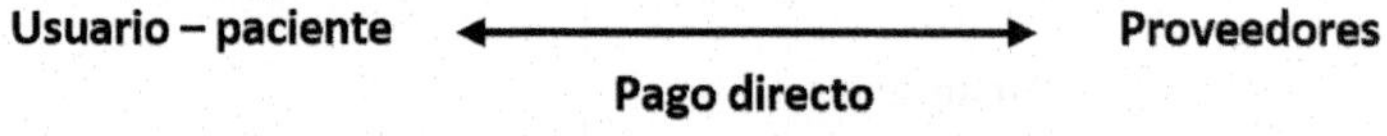

Figura 3.2. *Resumen regulación.*

4.2. Modelo de seguros voluntarios

4.2.1. Seguro voluntario con reembolso (seguro de enfermedad)

El usuario o la empresa donde trabaja suscriben de forma voluntaria un contrato (póliza) con una compañía aseguradora para la cobertura de los costes asociados a la enfermedad. En esa póliza se especifican las prestaciones contratadas. El usuario o la empresa abonará una cantidad establecida (prima) que varía en función de los servicios contratados, de la edad y los riesgos del contratante. La compañía aseguradora, por su parte, reembolsará a los beneficiarios de la póliza el coste de los servicios que han utilizado. Aparece en EEUU, y es el seguro sanitario privado más frecuente en Reino Unido y Holanda.

- *Financiación.* Pago directo del usuario al proveedor. Puede ser pago por acto, entendiéndose por *acto* cada una de las intervenciones de profesionales sanitarios, por ejemplo, administración de un inyectable. O pago por *servicio o proceso*, aquellas situaciones que engloban más de un acto, por ejemplo, la cura de una herida. La compañía aseguradora efectuará el reembolso correspondiente.
- *Provisión.* Elección por el usuario del proveedor que consideran más adecuado.
- *Regulación.* Todos los protagonistas de este tipo de seguro asumen riesgos. Los usuarios a la hora de elegir a los proveedores de la atención, un riesgo moral de los proveedores en relación con los servicios que ofertan y las compañías de seguros porque desconocen los servicios prestados y sus costes y además no tienen control sobre los proveedores de asistencia a los que pueden acudir los usuarios.

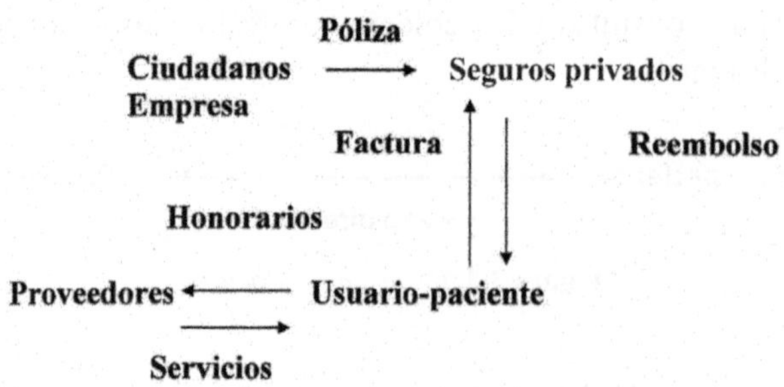

Figura 3.3. *Esquema seguro voluntario con reembolso.*

4.2.2. Seguro voluntario con contrato

Era el modelo habitual de seguro privado en Europa. Es el precursor del modelo actual aceptado por EEUU.

- *Financiación.* El ciudadano o la empresa paga de forma voluntaria una prima a la compañía de seguros.
- *Provisión.* La compañía contrata servicios con los proveedores. El usuario elige el proveedor que considera más adecuado de aquellos que han sido contratados.
- *Regulación.* Las aseguradoras tienen un control total de los proveedores que van a dar la asistencia lo que les permite también un mayor control de los costes.

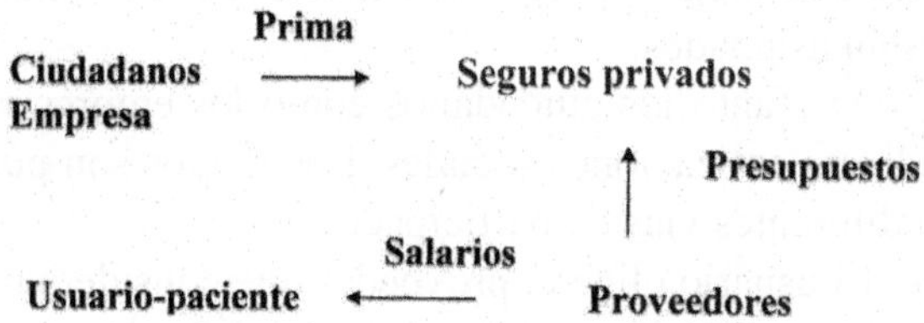

Figura 3.4. *Esquema seguro voluntario con contrato.*

4.3. Modelo de seguro obligatorio

4.3.1. Seguro público con reembolso

Es similar al voluntario, pero en este caso existe obligatoriedad de contratarlo y las aseguradoras son públicas. Se financia mediante las cotizaciones de los empresarios y trabajadores que se recogen en una caja de seguros. El pago lo

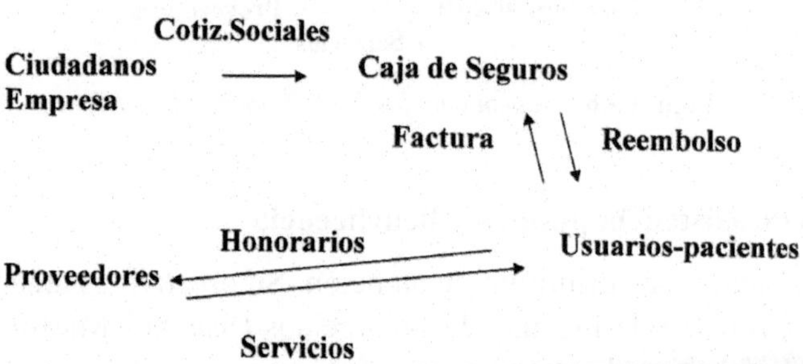

Figura 3.5. *Esquema seguro público con reembolso.*

realiza el usuario de forma directa y posteriormente se le reembolsará con dinero del fondo de la caja de seguros.

4.3.2. Modelo de la Seguridad Social

El Estado selecciona una serie de prestaciones o riesgos a los que dar cobertura. La entidad aseguradora va a ser el Estado o compañías aseguradoras que se van a encargar de la gestión del seguro social. El objetivo de este modelo es dar cobertura a los trabajadores frente a los accidentes y enfermedades.

También se conoce como *modelo Bismark* porque fue creado en Alemania en 1883. El modelo se extiende a lo largo del siglo XX a Francia, Inglaterra, Bélgica y España. Es el modelo dominante en Alemania y Holanda. Actualmente en España ya no se usa este modelo porque existe un régimen sanitario en el que los proveedores ya están asignados.

- *Financiación.* Tanto los ciudadanos como los empresarios contribuyen en él mediante cotizaciones sociales. Los fondos son públicos, teniendo el estado diferentes vías de participación.
- *Provisión.* El usuario elige el proveedor que considera más adecuado de entre los que hayan sido contratados por el fondo que le da cobertura. Los proveedores pueden ser contratados o pertenecientes a la misma entidad aseguradora.
- *Regulación.* Generalmente es llevada a cabo por el Estado.

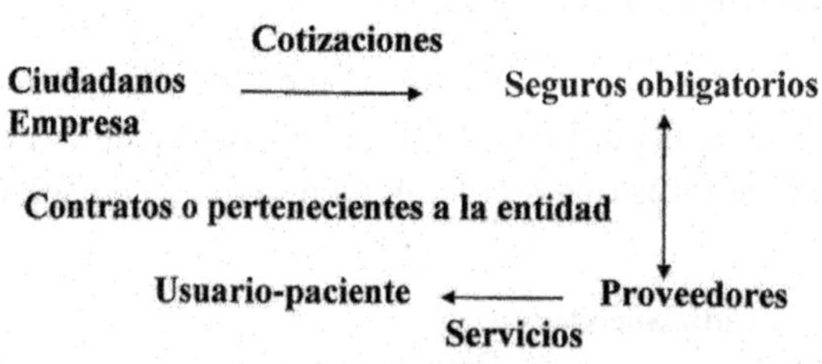

Figura 3.6. *Esquema modelo de la Seguridad Social.*

4.4. Modelo de asistencia pública y beneficencia

Es el sistema más primitivo de atención. Su objetivo es atender las situaciones de enfermedad de los más desfavorecidos (Sánchez Martín et al, 2015). En su mayoría este tipo de atención era ofrecida por la iglesia. En el siglo XIX en España aparece la *Ley de la Beneficencia*, en la que se define el concepto de necesidad y se establece un sistema de protección basado en la caridad que viene mayoritariamente de la iglesia y que está coordinado por los poderes públicos pero que no lo financian ni dan atención. Este modelo es característico de los países menos desarrollados, aunque también podemos encontrarlo en EEUU. Actualmente cuenta con financiación pública y privada a través de organizaciones y fundaciones.

4.5. Modelo del Servicio Nacional de Salud. Seguro integrado obligatorio

Es un modelo basado en los principios de universalidad, equidad y solidaridad. La atención a la salud es concebida como un derecho de la persona y un deber de los Estados. Representa uno de los pilares del denominado Estado de bienestar.

- *Financiación.* Contribuyen todos los ciudadanos mediante cotizaciones específicas o mediante los impuestos generales. Para los usuarios es un servicio gratuito con algunas excepciones como la cobertura farmacéutica o la ortoprotésica.
- *Provisión.* Es realizada mediante trabajadores públicos contratados por el Estado o los diferentes servicios de salud. El tipo de contrato varía en los diferentes países. No sólo se da atención al proceso de enfermedad, sino que también se realizan actividades de promoción y prevención.
- *Regulación.* El Estado determina la cartera de prestaciones, la asignación de presupuestos o la determinación de prioridades para la intervención.

4.5.1. Características definitorias del Servicio Nacional de Salud

- Red única de servicios integrados
- Cobertura universal
- Equidad
- Solidaridad
- Financiación y gestión pública
- Provisión principalmente pública
- Desarrollo importante de la atención primaria

5. SISTEMA SANITARIO ESPAÑOL

El modelo de Servicio Nacional de Salud coexiste con otros, pero debido a su importancia es el que define el sistema sanitario español. En la sanidad española pueden describirse dos modelos organizativos, un sistema sanitario público y un sistema sanitario privado.

5.1. Sistema sanitario público

- *Sistema Nacional de Salud (SNS).* Proporciona cobertura a cerca del 95% de los ciudadanos, conocido popularmente como *la seguridad social.*
- *Mutualidades.* Se le conoce como *Modelo MUFACE.* Da cobertura al 4% de los ciudadanos. Es un sistema corporativista financiado por trabajadores, funcionarios y empresa (Estado). El ministerio correspondiente contrata con las diversas organizaciones públicas los servicios de salud. Los colectivos a los que dan cobertura son: Administración General del Estado (MUFACE), Poder Judicial (MUGEJU), Militar (ISFAS).
- *Sanidad penitenciaria.*

5.2. Sistema sanitario privado

- *Compañías de asistencia sanitaria.* Los ciudadanos contratan una póliza con la compañía de seguros de la que reciben todas las prestaciones a las que da derecho la póliza a través de los medios de la propia compañía (establecimientos propios) o de aquellos que son contratados por ella. La existencia del sistema público de mutualidades explica el mantenimiento, una vez creado el SNS, de estas compañías.
- *Seguro de enfermedad.* Son compañías de reembolso que van en aumento en España por la facilidad de elección del médico y el centro y su amplia cobertura y ámbito mundial.
- *Centros, establecimientos y profesionales en ejercicio libre.* Concertados por el SNS para prestar determinados servicios o bien contratados por las mutuas para gestionar y organizar toda la cobertura sanitaria.

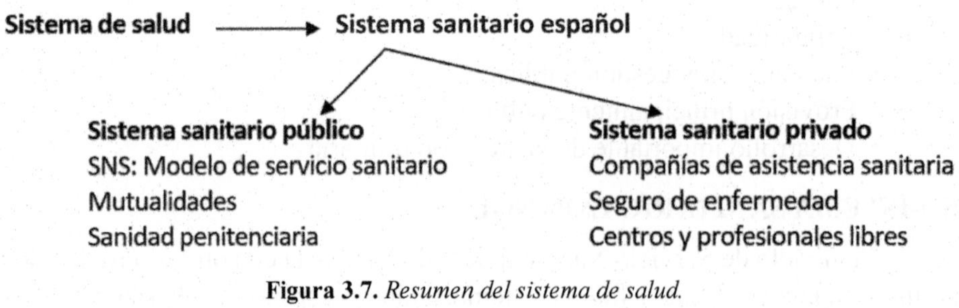

Figura 3.7. *Resumen del sistema de salud.*

5.3. Evolución histórica

Los cambios que se van produciendo en el sistema sanitario español están unidos al desarrollo del Estado. Para comprender su evolución resulta interesante destacar las siguientes *fechas:*

- En 1883 es la fecha en la que se puede situar el origen de las políticas sanitarias en nuestro país con la creación de la Comisión de reformas sociales. Su objetivo era el estudio de todas las condiciones que afectaban a la clase obrera como consecuencia de la revolución industrial.
- En 1900 se aprueba la Ley de accidentes de trabajo (Gaceta de Madrid, 1900), en la que establece lo que se considera como accidente de trabajo y las obligaciones del empresario, las indemnizaciones correspondientes y ya se esbozaba la prevención de riesgos laborales porque establece que deben estudiarse los medios para prevenir este tipo de accidentes.
- En 1908 se crea el Instituto Nacional de Previsión (INP) (Gaceta de Madrid, 1908) que fue la primera institución oficial de la Seguridad Social y la asistencia sanitaria en España. Se creó con el objetivo de favorecer la creación de pensiones de retiro. Se consolidó con la creación del *Seguro Obligatorio de Enfermedad* (SOE). Después se desarrollarán más seguros como los escolares, del servicio doméstico o agrícolas. Se extinguió con la promulgación del Real Decreto de 16 de noviembre de 1978 (BOE, 1978) donde se crean nuevos órganos de gestión que son: Instituto Nacional de la Seguridad Social (INSS), Instituto Nacional de la Salud y el Instituto Nacional de Servicios Sociales.
- En 1931 *Seguro obligatorio de maternidad* (Instituto Nacional de Previsión, 1931), cuyos objetivos eran: Garantizar la asistencia médica en el embarazo y el parto, garantizar los recursos necesarios para que pueda dejar de trabajar antes y después del parto y fomentar la creación y mantenimiento de obras de protección a la maternidad y la infancia.
- Segunda República. Es un periodo caracterizado por la existencia de grandes expectativas e innovadoras medidas como la *Ley de Coordinación de Servicios Sanitarios* (Trabajo, 1934). El objetivo de esa ley es que todos los españoles independientemente de su lugar de residencia tuvieran acceso a una asistencia sanitaria en las condiciones adecuadas y en situaciones de igualdad. La sanidad deja de ser competencia local para ser estatal.
- Periodo de posguerra. En 1942 se crea el *Seguro Obligatorio de Enfermedad* (SOE) (BOE, 1942). Esta ley tiene como fines: Prestación de

asistencia sanitaria en caso de enfermedad y maternidad, indemnizaciones económicas en caso de perder las retribuciones por enfermedad o maternidad y la indemnización de los gastos funerarios al fallecer los asegurados. Este seguro también estaba gestionado por el Instituto Nacional de Previsión.

- En 1944 se crea la *Ley de Bases de Sanidad Nacional* (BOE, 1944). Establece que es al Estado a quien le corresponde el ejercicio de la función pública en materia de sanidad. Se establece el servicio de atención de beneficencia para los más desfavorecidos que aparezcan en el padrón. Los servicios sanitarios del Estado dependerán de la Dirección General de Sanidad, que los distribuirá en seis grandes grupos:
  - Servicios generales
  - Inspección de centros y servicios
  - Luchas sanitarias
  - Servicios farmacéuticos
  - Sanidad veterinaria
  - Servicios especiales
- En 1963 se promulga la *Ley de Bases de la Seguridad Social* (BOE, 1963). Su objetivo era implantar un modelo único e integrado de protección social. Estaba orientada principalmente a los trabajadores con menor capacidad económica. Un sistema de gestión pública y participación estatal.
- En 1967 entra en vigor la *Ley de Seguridad Social* (BOE, 1967) en la que se permite a todos los españoles la posibilidad de acceder a sus coberturas, posibilitando la afiliación de los trabajadores por cuenta ajena sin topes salariales para poder acogerse a esta prestación. Hasta los años 80 amplios colectivos no tenían posibilidad de acogerse a esta prestación (funcionarios, autónomos, profesionales liberales).
- El año 1978 es un año de grandes cambios. Por un lado, finalizan el Instituto Nacional de Previsión (INP) y las mutualidades. Y, por otro lado, se crean INSALUD, INSS, IMSERSO e INEM, como entidades gestoras de las tres grandes áreas de la protección social: Salud, seguridad social y empleo.
- La Seguridad Social se crea como un sistema universalista, pero manteniendo la clara estratificación social existente (régimen general y regímenes especiales). La Seguridad Social funda sus propios centros y establecimientos, hospitales y ambulatorios en lugar de contratar los centros

ya existentes como se hizo en otros países europeos. Se convierte en el primer empleador de profesionales sanitarios.

- Pero el hecho más importante de 1978 es la promulgación de la *Constitución Española,* donde se recoge el derecho a la protección de la salud y la obligación del estado de garantizar la igualdad en el acceso a los servicios para todos los ciudadanos. El sistema sanitario se organiza adaptado al estado de autonomías.
- En 1984 se publica el *Real Decreto de Estructuras Básicas de Salud* (BOE, 1984) con el objetivo de *establecer principios normativos generales conforme a los cuales sea posible la creación y puesta en funcionamiento de zonas de salud, a las que se atribuyen funciones integradas de promoción, prevención, asistencia y rehabilitación dirigidas tanto al individuo, aisladamente considerado, como a los grupos sociales y a las comunidades en que se insertan quienes por otro lado participan activamente a lo largo de todo el proceso sanitario. Todo ello con el fin de garantizar el derecho a la salud de acuerdo con los principios de la Constitución.*
- En 1986 se aprueba la Ley General de Sanidad (BOE, 1986) en respuesta al derecho a la protección de la salud del artículo 43 de la Constitución. Con esta Ley se crea el *Sistema Nacional de Salud* (SNS), que es un sistema mayoritariamente público en transición desde un modelo de Seguridad Social, pasando de un modelo altamente centralizado a un modelo plenamente descentralizado.

6. SISTEMA NACIONAL DE SALUD

Es un instrumento eficaz para garantizar el acceso equitativo de todos los ciudadanos al sistema sanitario. La *Ley General de Sanidad* (LGS) lo configura como el conjunto de los Servicios de Salud de las Comunidades Autónomas y los centros dependientes de la Administración General del Estado convenientemente coordinados. Los servicios sanitarios se concentran bajo la responsabilidad de las Comunidades Autónomas y bajo los poderes de dirección y de coordinación del Estado.

La LGS establece dos *niveles asistenciales:* Atención primaria y atención especializada. Haciendo énfasis en la integración de todos los servicios asistenciales públicos disgregados con anterioridad entre las corporaciones locales como ayuntamiento, diputación, etc.

6.1. Principales aportaciones de la Ley General de Sanidad

- Cobertura universal: Lo que supone una ampliación de la cobertura de la asistencia sanitaria.
- Financiación pública: Se financia mediante los Presupuestos Generales del Estado, aunque existe copago farmacéutico o del material ortoprotésico. En el año 1999 se separan las fuentes de financiación del Sistema Nacional de Salud de las de protección social. La sanidad pasó a ser un gasto social no contributivo.
- Coordinación e integración de todas las redes y recursos públicos.
- Provisión mayoritariamente pública: En centros propios y con personal estatutario. Se reconoce la libertad de empresa en el sector sanitario y los seguros privados.
- Reconocimiento de los derechos y deberes del ciudadano para con su salud y su sistema sanitario.
- Articulación de la participación ciudadana: Consejos de salud.
- Desarrollo de un modelo de Atención Primaria basado en la atención integral e integrada prestada por equipos multidisciplinares para dar atención individual y comunitaria.
- Gestión pública y descentralizada.
- Ordenación del territorio de atención sanitaria de acuerdo al estado de las autonomías y estableciendo las áreas de salud como las estructuras fundamentales del sistema sanitario.
- Distribución competencial de las administraciones públicas. Se reserva al Estado las facultades de dirección y coordinación en lo básico. Tiene plenas competencias sobre la formación del personal, la política farmacéutica y la sanidad exterior. Las Comunidades Autónomas tienen competencias sobre salud pública, planificación sanitaria, organización y gestión de la asistencia sanitaria.
- Creación del Consejo Interterritorial del Sistema Nacional de Salud: Es un órgano permanente de comunicación e información entre los distintos servicios de salud, entre ellos y con la administración central, integrado por un representante de cada comunidad autónoma y por el mismo número de miembros que de la administración del General del Estado.

7. NUEVOS MODELOS DE ORGANIZACIONES SANITARIAS

En la Ley 15/1997 sobre habilitación de nuevas formas de gestión del Sistema Nacional de Salud se aprueba la constitución de otras entidades de naturaleza o titularidad pública que tengan como objetivo la protección de la salud o la atención sanitaria y sociosanitaria (BOE, 1997).

Esta Ley se desarrollará en el año 2000 mediante el Real Decreto 29/2000, de 14 de enero, sobre nuevas formas de gestión del Instituto Nacional de la Salud (BOE, 2000) donde se describen las características de las nuevas formas de gestión del Sistema Nacional de Salud que son las que se explican a continuación (Salvador, 2010).

7.1. Fundaciones

Se consideran como *Fundaciones* las organizaciones sanitarias sin ánimo de lucro que destinen parte de su patrimonio, al menos el 70%, a fines sanitarios de interés general. Están regidas por la Ley 30/1994 (BOE, 1994). El máximo órgano de gobierno será el *Patronato* y sus reglas de funcionamiento se establecen en sus estatutos. La función de control la ejerce el Ministerio de Sanidad.

Se rigen generalmente por el derecho privado y el personal está sometido al régimen laboral.

Tienen tesorería propia y sus actuaciones y financiación se formaliza mediante un contrato de gestión con la autoridad sanitaria.

Un ejemplo es la Fundación Hospital de Alcorcón.

7.2. Consorcios

Son organizaciones con entidad jurídica propia y patrimonio propio. Las organizaciones pueden ser públicas o privadas. Se rigen por el derecho privado y su máximo órgano de gobierno es el Consejo de Gobierno. El personal puede tener una relación laboral o estatutaria. Tienen órganos de dirección y de gestión de recursos. Las actividades que realizará y la financiación se establece en el contrato entre la gerencia y la entidad consorciada.

7.3. Sociedades estatales

Se consideran como entidades estatales aquellas en las que la mayor parte del capital sea público. Tienen personalidad jurídica pública. La autoridad sanitaria le encomienda la realización de actividades asistenciales, de gestión o de apoyo. El máximo órgano de gobierno es el *Consejo de administración.* La gestión de recursos se realiza mediante el ordenamiento jurídico privado. El personal mantiene relaciones laborales o estatutarias con las sociedades estatales. Las actuaciones que deben realizar se fijan en un *contrato programa* con la administración sanitaria. El contrato programa es una forma de gestión que comenzó en

1993 con el INSALUD y que sigue vigente con la transferencia de las competencias a las Comunidades Autónomas. En este tipo de contrato la Comunidad Autónoma pacta con los centros unos servicios concretos y les asigna un volumen monetario determinado.

7.4. Fundaciones públicas sanitarias

Organismos públicos con personalidad jurídica propia. Para su creación, modificación o extinción y la aprobación de sus estatutos es necesario el acuerdo del Consejo de Ministros a propuesta del Ministerio de Sanidad. No están regidas por la Ley 30/1994, pero sí se rigen por el derecho público y legislación específica. El personal es generalmente estatuario, aunque puede encontrarse personal laboral o funcionario. Las actuaciones se establecen mediante contrato programa con la administración sanitaria.

7.5. Cooperativas

Las cooperativas o más conocidas como *igualas* en España tienen su inicio en el siglo XIX (Zarco Olivo, 2019). Las cooperativas son empresas formadas por diferentes profesionales que se agrupan en una sociedad mercantil y que ofertan sus servicios a la administración sanitaria. Su máxima autoridad es el consejo rector y el consejero delegado. Se rigen por el derecho mercantil y su vinculación con la administración es mediante un contrato programa en la que ofertan sus servicios en relación con la cartera de servicios de la administración sanitaria.

Se aprobó un anteproyecto de ley para derogar la ley 15/1997 de 25 de abril, sobre habilitación de nuevas formas de gestión del Sistema Nacional de Salud, lo que podrá modificar o hacer desaparecer los otros modelos de organizaciones sanitarias explicadas en este punto.

4. PROCESO ADMINISTRATIVO

1. INTRODUCCIÓN AL PROCESO ADMINISTRATIVO

Münch y González (González Luna, 2015; Münch, 2010) definen la *administración* como el proceso cuyo objetivo es coordinar los recursos materiales y los grupos humanos para la consecución de un objetivo de la forma más eficiente posible.

El *proceso administrativo* es la secuencia de acciones mediante las que se administra. Se define como una sucesión ordenada de una serie de actividades, que se pueden estudiar de forma separada, pero actúan conjuntamente para alcanzar el objetivo propuesto. Las *etapas secuenciales* son: Planificación, organización, dirección y control. Primero pensar: planificación y organización y segundo actuar: Dirección y control. La evaluación debe hacerse de cada una de las fases del proceso administrativo y después una evaluación de todo en conjunto.

1.1. Etapas del proceso

- *Planificación:*
  - Definir el problema.
  - Plantear soluciones al problema detectado.
  - Establecer las medidas a adoptar en materia de recursos y tiempo.
  - Fijar la forma de evaluar el proceso.
- *Organización:*
  - Distribuir tareas por grupos o equipos.
  - Describir de forma clara y concisa las funciones de cada miembro del equipo y cómo y cuándo deben realizarse esas tareas.

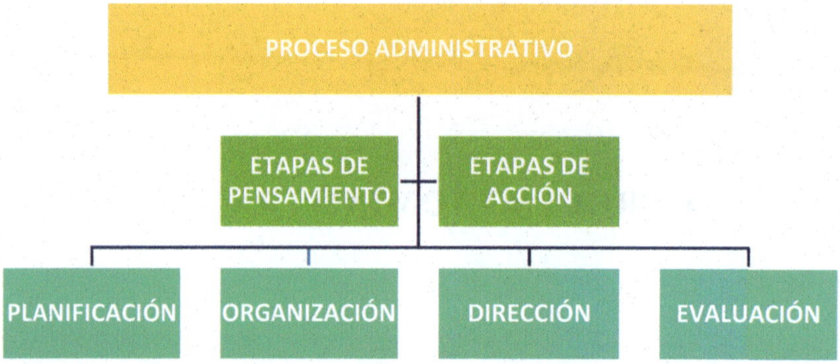

Figura 4.1. *Etapas del proceso administrativo.*

- Dotar adecuadamente de recursos cada una de las acciones planificadas.

- *Dirección:*
  - También puede denominarse *fase de ejecución*. En esta fase tienen una importancia relevante conceptos como motivación, liderazgo y comunicación.
- *Control:*
  - En esta fase se evalúa el resultado obtenido para compararlo con el ideal planteado al principio del proceso. Esta fase permite elaborar detectar deficiencias en el proceso y plantear estrategias de mejora en caso de que no se haya alcanzado el resultado propuesto.

1.2. Características del proceso administrativo

En salud, el objetivo del proceso administrativo es mejorar la calidad de los cuidados, es decir, mejorar la atención en salud.

- *Dinamismo.* Cada fase es necesaria para la siguiente. El proceso está en continuo movimiento y progresión hacia delante, con un movimiento cíclico.
- *Integridad.* Todas sus etapas están relacionadas de forma integral. Al ser un sistema abierto el ambiente y el entorno van a influir en la relación de todas las fases.
- *Autorregulación.* Cada una de las fases se controla a sí misma. El control es la comprobación de que el proceso se está realizando de la forma definida previamente. Esto permite obtener información en cada una de

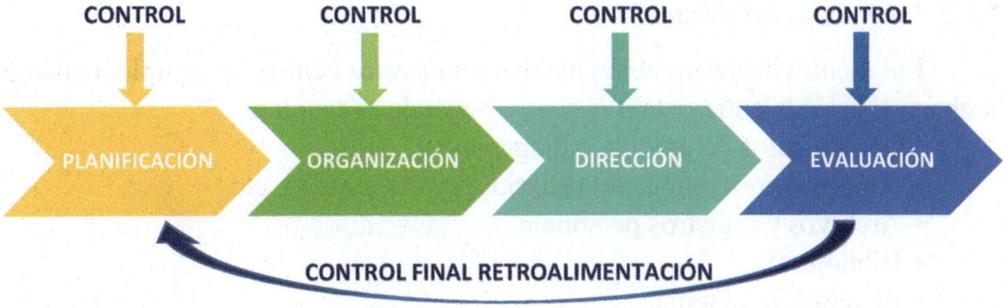

Figura 4.2. *Autorregulación.*

ellas, pudiendo mejorar el proceso. En cada una de las fases se produce un control parcial.

- *Utilidad.* El proceso administrativo tiene fundamentalmente un carácter instrumental, destinado a conseguir una finalidad, la mejora de situaciones de salud y bienestar.
- *Multi-disciplinaridad.* Tiene dos objetivos:
  - Que todos los profesionales según su nivel de competencia dinamicen el proceso, mediante la delimitación de objetivos y el establecimiento de la mejor organización.
  - El proceso debe servir a todos los grupos para la consecución de objetivos específicos que contribuyan a alcanzar el fin común.

2. INFORMACIÓN Y COMUNICACIÓN EN EL PROCESO ADMINISTRATIVO

Para que el proceso administrativo cumpla su finalidad, es decir, conseguir los objetivos propuestos con la mejor gestión posible de recursos tanto humanos como materiales, son cruciales la comunicación y la transmisión de información.

2.1. Información

La información es un conjunto de datos ordenados procesados que forman un mensaje y que aporta conocimientos a una persona o sistema. El dato es la unidad básica de información. Es importante tener en cuenta:

- *Calidad:* Pertinencia y adecuación con la situación a tratar.
- *Cantidad:* Número de datos que tenemos.
- *Utilidad:* Posibilidad de manejo según el tratamiento, almacenamiento y reutilización de los datos.

2.1.1. Fuentes de información

Las fuentes de información pueden ser *directas* como por ejemplo mediante la observación y la entrevista o *indirectas* cuando se emplean:

- Instrumentos de medida o diagnóstico.
- Grupos de referencia del usuario: familia, trabajo, etc.
- Archivos y registros personales.
- Bibliografía.
- Expertos en el tema.

2.1.2. Métodos de obtención de la información

- *Colectivos:* Obtención de los datos mediante estadísticas, encuestas o el censo.
- *Individuales:* Se consigue la información mediante la historia clínica o entrevista.

2.1.3. Etapas del proceso de información

- *Obtención:* Entrevista, exploración, medios diagnósticos o atención directa.
- *Elaboración y utilización:* La información se recoge, se estudia e interpreta y por último se evalúa para tomar una determinación diagnóstica y terapéutica.
- *Traslado:* Elaboración de un informe, como por ejemplo el informe de alta.
- *Almacenamiento y reutilización:* Archivar la información para ser recuperada cuando sea necesaria.

2.1.4. Sistemas de información en la organización de los servicios sanitarios

El Ministerio de Sanidad (Ministerio de Sanidad, Servicios Sociales e Igualdad, 2014) define el *Sistema integrado de información sanitaria* como la combinación de personas, material, métodos y servicios con el propósito de recoger, procesar, analizar y transmitir datos sobre la situación de salud, factores que la determinan, recursos disponibles y utilización que se hace de ellos. Combina la información procedente del usuario y la de aspectos económicos y financieros de la organización. Los *objetivos* del Sistema integrado de información son:

- Apoyar la atención directa.
- Identificar las necesidades de atención: Dentro de la organización y en el cuidado al usuario.
- Planificar intervenciones.
- Asignar recursos.
- Gestionar servicios.
- Evaluar resultados.
- Investigar y apoyar la docencia.

2.2. Comunicación en la organización sanitaria

2.2.1. Tipos de comunicación

En función de la dirección

- *Descendente:* Desde los niveles directivos de gestión a los operativos. Su objetivo es la coordinación de las actividades de la organización.
- *Ascendente:* Desde el nivel operativo hacia los niveles de gestión.
- *Lateral:* Entre empleados del mismo nivel o entre servicios de la misma estructura. Utiliza mucho las relaciones informales.
- *Diagonal:* Entre empleados de diferente categoría.

Según el origen y el destino de la misma

- *Comunicación interna:* Se produce en el entorno cercano al usuario y tiene relación con su proceso asistencial. Puede producirse entre el paciente o familia con la enfermera, de enfermera a paciente, de enfermera a enfermera, de enfermera a otros profesionales sanitarios.
- *Comunicación externa:* Entornos no directamente ligados al usuario; desde una unidad a otra, desde un centro a otro.

2.2.2. Problemas en la comunicación

La comunicación va más allá de la simple transmisión de información, se emite un mensaje, pero si el receptor no entiende el mensaje del emisor, no habrá existido comunicación.

Existen diferentes problemas de la comunicación dependiendo del elemento que se vea afectado.

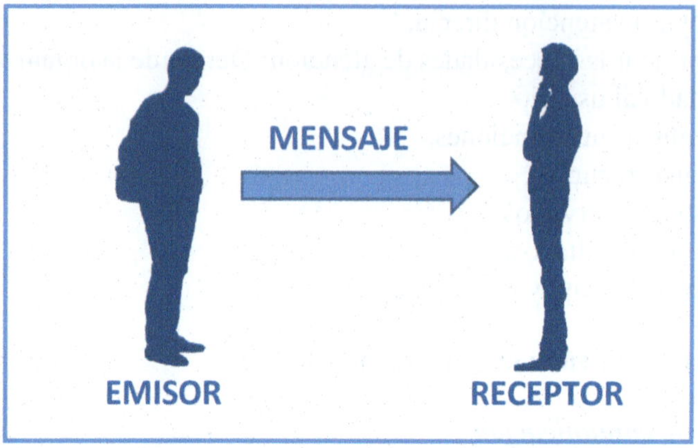

Figura 4.3. *Esquema comunicación.*

- *Del emisor:* Falta de información u omisiones de ella.
- *Del receptor:* Percepción selectiva de la información, desconfianza, poca valoración del emisor.
- *Del mensaje:* Falta de claridad, lenguaje o medio inadecuado, poca adecuación a los receptores.
- *Derivados de la cultura de la organización:* Jerarquización y estatus. Hace referencia a las normas existentes en cada organización y que son diferentes en cada una de ellas. Cuanta más jerarquía y estatus exista en la organización más problemas existirán para la comunicación. Por ejemplo, en un hospital se pueden cambiar directamente los turnos con los compañeros, pero en otro es necesaria la firma de la supervisora para autorizar el cambio.

3. DOCUMENTOS UTILIZADOS EN LA COMUNICACIÓN

Los documentos que se utilizan en la comunicación se denominan *registros*. Un registro se define como un sistema estructurado de recogida y depósito de la información relevante que genera un determinado usuario de un servicio de salud. Pueden ser *generales*, como la historia clínica o el informe de alta que permite tener una visión global del paciente o del proceso, o *parciales* como los informes de radiología, laboratorio, consentimiento informado o informes del trabajador social, en los que sólo aparece reflejado una parte concreta.

El lenguaje que aparece en los registros debe ser comprensible y su diseño debe cumplir las siguientes *características:*

- *Adaptable:* Que se pueda utilizar en todas las situaciones que se den en el centro. Por ejemplo, la hoja de valoración que debería adaptarse a todas las unidades del hospital al igual que las gráficas de enfermería.
- *Dinámico:* Debe permitir recoger las situaciones cambiantes.
- *Manejable:* Tiene que posibilitar la recogida de todos los datos esenciales de la unidad con la suficiente calidad y que no tenga que ser obviada ningún tipo de información por la ausencia de registros que permitan recogerlos.
- *Dimensión personal:* Del usuario y del profesional. Deben adaptarse a la persona que va a manejarlos.
- *Confidencialidad.*
- *Posibilidad de informatización.*

3.1. Historia clínica

Es el documento básico en la atención al usuario, donde se reflejan todos los datos que se consideran de utilidad clínica tanto para el diagnóstico como para el tratamiento y seguimiento, relativa al estado de salud o enfermedad de un usuario atendido en un determinado centro sanitario (BOE, 2002). La historia clínica tiene diferentes *finalidades* (Velito & Tejada, 2010):

- *Asistencial.* Herramienta para la comunicación interdisciplinar.
- *Docente e investigadora.* Permite la extracción de la información para elaborar estadísticas que permiten conocer, por ejemplo, los tratamientos más eficaces, las medidas más adecuadas a adoptar.
- *Jurídico-legal.* Debe quedar registrado todo lo que sucede durante el ingreso del paciente ya que en caso de accidentes o imprudencias los registros tienen validez legal.
- *Evaluación epidemiológica y de calidad.* Por ejemplo, para conocer las enfermedades más prevalentes, las infecciones nosocomiales en un determinado servicio o conocer si se han alcanzado los estándares establecidos.
- *Administrativa y de gestión.* Permite conocer el número de ingresos a cargo de cada servicio, quiénes son los responsables de esos ingresos y las estancias medias.

Existen diferentes *tipos de historia clínica:*

- *Tradicional.* Registro secuencial y cronológico de las diferentes situaciones que atraviesa un determinado individuo en su contacto con los servicios de salud.

- *Orientada a problemas.* El comienzo de un proceso nuevo genera un nuevo registro. Requiere un buen sistema de recopilación y síntesis de los episodios de atención anteriores. Generalmente se usa para problemas de salud, que requieren de una intervención para resolverlos, tienen un curso y un final. También se puede denominar como por episodios por enfermedad.
- *Por episodios de atención.* Es cualquier problema detectado por el personal sanitario o manifestado por un paciente, que no tiene por qué estar relacionado con la enfermedad, por ejemplo, las actividades preventivas o las de educación para la salud. Los episodios de atención se inician cuando se detecta el problema y finalizan al acabar la intervención.

3.2. Registros de enfermería

Los registros de enfermería forman parte de la historia clínica del paciente y son una herramienta fundamental para garantizar la continuidad asistencial del proceso de atención. Se deben registrar todas las actividades y cuidados realizados con el paciente de forma clara, detallada y fechada. Los registros deben ser objetivos y no contener juicios de valor. Lo más adecuado es cumplimentarlos de forma paralela a la asistencia, para evitar posibles errores u omisiones de información (García Ramírez, Navío Marco & Valentín Morganizo, 2007). Existen diferentes *tipos de registros en enfermería* (Bautista-Rodríguez, 2015):

- *Inicio del episodio de cuidados:* Hoja de valoración, planteamiento del juicio diagnóstico. Plan de cuidados.
- *Continuidad del cuidado:* Hojas de evolución.
- *Final del cuidado:* Informe de alta.

4. INFORME DE ALTA DE ENFERMERÍA

Documento escrito que recoge de forma estructurada y resumida las incidencias de un determinado episodio de atención, que queda recogido en la historia clínica y se entrega al paciente para su información y el seguimiento de las medidas oportunas, así como para garantizar la continuidad asistencial. En el informe de alta quedan recogidas recomendaciones para el paciente y toda la información relevante para la enfermera que va a continuar con el cuidado o que es responsable del paciente en otros niveles asistenciales o en otro centro sanitario. La *estructura del informe* debe ser la siguiente:

- Identificación del paciente.
- Identificación del problema atendido.

- Resumen de los datos más significativos.
- Resumen de las actividades que se hayan realizado.
- Diagnóstico definitivo y sugerencias de actuación.

5. PLANIFICACIÓN Y PROGRAMACIÓN EN SALUD

1. DEFINICIÓN Y CONCEPTO

Uno de los autores más relevantes en *planificación* es Pineault (Pineault, Daveluy, Ferrús, & Berraondo, 1987), que la define como *un proceso continuo de previsión de recursos y de servicios necesarios para conseguir unos objetivos determinados según un orden de prioridad establecido, permitiendo elegir la o las soluciones óptimas entre muchas alternativas, esta elección toma en consideración el contexto de las dificultades internas y externas, conocidas actualmente o previsibles en el futuro.*

Para Robbins y Coulter (Robbins, S. & Coulter, 2014) la planificación es definir las metas de la organización, establecer una estrategia general para alcanzarlas y trazar unos planes exhaustivos para integrar y coordinar el trabajo de la organización. Se ocupa tanto de los fines, qué hay que hacer, como de los medios, cómo hay que hacerlo.

Existen otras muchas definiciones de planificación, pero en resumen planificar es un proceso continuado en el que se siguen los siguientes *pasos:*

- Realizar un análisis actual y retrospectivo de los factores internos y externos del contexto donde quiere llevarse a cabo la intervención o de la organización.
- Detectar problemas actuales y previsibles, priorizando los más relevantes.
- Definir objetivos, específicos y generales.
- Diseño del plan. Determinar las actividades que deberán llevarse a cabo en un futuro, estableciendo un orden de prioridad determinado, así como

la previsión de recursos y responsables del programa, con una delimitación del tiempo y el lugar en donde deberán intervenir los equipos de salud.

- Diseñar métodos de resolución de problemas.
- Definir instrumentos de evaluación.

2. OBJETIVO DE LA PLANIFICACIÓN SANITARIA

Según Pineault (Pineault et al., 1987) el objetivo de la planificación sanitaria tanto en los servicios de salud como en los programas de prevención o asistencia sanitaria es el *incremento del nivel de salud.*

La salud es un concepto relativo y multidimensional dependiente del contexto social y cultural. Por esta razón en la planificación se usan definiciones operativas de salud mediante indicadores de mortalidad, morbilidad, factores de riesgo e incapacidad, considerando los aspectos funcionales y adaptativos.

La salud es una variable dependiente, es decir, se ve influenciada por otras variables independientes que la van a condicionar. Dentro de estas variables independientes que van a influir en la salud tenemos los *determinantes de salud* definidos por Lalonde (Lalonde, 1974) entre los que se encuentran los factores biológicos o genéticos, el entorno, el sistema sanitario y los estilos de vida. Los diferentes *enfoques del concepto salud* son:

- *Perceptual:* La salud es definida como percepción del bienestar.
- *Funcional:* La salud es la capacidad óptima para cumplir las funciones.
- *Adaptativo:* La salud es la adaptación permanente adaptarse al entorno.

3. FACTORES QUE INFLUYEN EN LA PLANIFICACIÓN

A principio del presente capítulo se ha hablado de que la planificación es un proceso continuo y para hacerlo deben seguirse una serie de pasos, el primero de ellos es el análisis de contexto donde se va a planificar y que deben tenerse en cuenta diferentes factores que van a influir en ella. Esos *factores* pueden clasificarse como factores externos e internos (López de Castro & Rodríguez, 2003; Pineault et al., 1987).

3.1. Factores externos

Son aquellos que provienen del entorno que rodea a la organización y que no pueden ser controlados, pero si previstos.

- *Política.* La política existente es un elemento poderoso a tener en cuenta porque tiene una influencia muy importante en la asignación de recursos, y en la determinación de las líneas estratégicas en las que se va a trabajar.
- *Problemas de salud.* La planificación sanitaria debe hacerse en función de aquellos problemas y necesidades de salud que son más prevalentes. La diferencia entre necesidad y problema de salud será desarrollada más adelante en este capítulo.
- *Coordinación de servicios.* Debe valorarse si existe la posibilidad de tener apoyo de otras instituciones, profesionales o servicios en caso de ser necesario.
- *Recursos sociales.* La infraestructura de la que se dispone, medios de transporte, acceso a las nuevas tecnologías, asociaciones disponibles.
- *Cultura – ambiente.* Nivel cultural de la población, eliminación de aguas fecales, accesibilidad a agua potable, proximidad de fábricas o ambientes contaminados. Además, se deben analizar los problemas de salud percibidos por la sociedad y aquellos a los que les dan una mayor importancia. Lo que permite tener una planificación más contextualizada.
- *Población en general.* Se deben analizar las características de la población para conocer cómo es y cuál es su evolución más probable.

3.2. Factores internos

Aquellos que son intrínsecos a la organización y que sí pueden ser controlados por ésta.

- *Misión de la organización.* Se define como el objetivo principal bajo el cual se construye una entidad. Lo que la organización pretende cumplir con el entorno o el sistema social en el que actúa. La misión de la organización sanitaria es prestar unos cuidados de calidad, que esos cuidados sean excelentes.
- *Problemas de salud atendidos.* Analizar cuáles son los problemas de salud más prevalentes en el entorno o unidad en la que se quiere realizar la planificación, se debe tener una visión amplia de la problemática presente donde se va a intervenir antes de iniciar la planificación realizando un análisis en profundidad de los más relevantes y que pueden influir o condicionar la realización de la intervención.

- *Recursos del sistema.* Un elemento fundamental a la hora de realizar la planificación es conocer con antelación los recursos de los que se disponen en el lugar de intervención. Se deben tener en cuenta tanto los recursos humanos como materiales.
- *Organización y resultados en la calidad de la atención.* Establecer protocolos de actuación para que todos los miembros de la organización realicen las actividades de la misma manera porque esto permite incrementar la coordinación entre los profesionales y en el cuidado, lo que se ve reflejado en un aumento de la calidad de la atención. En la planificación también tienen que quedar definidos cuáles serán criterios de evaluación, cómo, cuándo y quién la realizará.

4. CARACTERÍSTICAS DE LA PLANIFICACIÓN SANITARIA

Las *características de la planificación* son (López de Castro & Rodríguez, 2003):

- *Proceso racional.* Esto quiere decir que es un proceso estructurado en una serie de etapas o pasos interrelacionados para conseguir el objetivo planteado.
- *Orientada a la acción.* Es un proceso continuo, dinámico, creativo, innovador que debe estar orientado a la acción con el fin de cambiar para mejorar la situación actual. No debe ser un documento teórico que se archiva y nadie usa en el día a día. En cualquier caso, debe ir acompañada del análisis de la dotación de recursos necesarios para llevar a cabo lo planificado.
- *Concierne al futuro.* La planificación tiene un carácter prospectivo, tiene visión de futuro, ya que intenta dar respuesta a la pregunta sobre lo que hay que hacer y cómo hacerlo para alcanzar la meta. Debe responder a las preguntas: ¿qué? ¿quién? ¿cómo? ¿cuándo? Los modelos que ayudan a tener esta visión son:
  - *Modelos de proyección o extrapolación de la situación actual en el futuro,* suponen que las diferentes variables se van a comportar como lo hicieron en el pasado.
  - *Modelos explicativos y predictivos,* realizan una previsión de lo que ocurrirá suponiendo que el comportamiento será diferente en el futuro de lo que lo fue en el pasado, identificando variables de cambio.
- *Debe existir una relación plausible de causalidad entre acciones y resultado:* Las decisiones que se tomen en planificación siempre tienen que

estar relacionadas con el objetivo que se pretenda conseguir. Pretende conseguir resultados concretos, estableciendo que existe una relación causa-efecto, se presupone que con unas determinadas acciones se va a conseguir la meta planteada.

- *Naturaleza multidisciplinar.* Debe realizarse por profesionales de diferentes disciplinas ya que las diferentes perspectivas enriquecen el proceso planificador y permite obtener mejores resultados tanto en el análisis como en la ejecución de lo planificado (médicos, enfermeros, economistas, sociólogos, gestores, etc.).
- *Ligada al contexto sociopolítico.* El entorno sociopolítico influye en la planificación particularmente en los sistemas sanitarios mayoritariamente públicos como el español, pero no debe olvidarse que también en la planificación de los servicios en el sector privado, conocer este entorno es fundamental para el éxito del proceso planificador.
- *Necesita y utiliza información específica para conocer las necesidades.* Es necesario recoger toda la información posible que permita conocer las necesidades de la población, cómo será su comportamiento de crecimiento en los próximos años, etc.
- *Se aplica en diferentes niveles del sistema.* La planificación comienza por grandes objetivos que cada vez se van concretando más hasta hacerse operativos.
- *Se basa en la atención a las necesidades y problemas de salud* de la población que son más relevantes.

5. DIFICULTADES EN LA PLANIFICACIÓN

Algunas de las *dificultades de la planificación* (Saiegh, 1977):

- *Elevada sensibilidad social respecto al tema:* Cuando se planifica abrir un centro de sanitario en una determinada zona se están tomando decisiones que implican un consumo de recursos que no estarán disponibles para otros usos alternativos. Es legítimo que los grupos sociales se pregunten ¿por qué en esa zona y no en otra en la que puede que haya más necesidades?
- *Falta de información formal* ya que en numerosas ocasiones los datos necesarios para planificar no están disponibles y hacer estudios específicos para conseguirlos puede ser muy caro o imposible.
- *Necesidades superiores a los recursos disponibles.*

- *La gestión cotidiana ocupa todo el tiempo*, lo que lleva a solucionar puntualmente los problemas sin reflexionar sobre su origen.
- *Tendencia a usar soluciones ensayadas en otros contextos,* donde han dado resultado. Debe siempre tenerse en cuenta el entorno en el que se trabaja, no siempre las soluciones son útiles sino existe un proceso de adaptación a la nueva realidad.
- *El entorno se modifica rápidamente,* la sociedad avanza rápido y los cambios en las pautas culturales son cada vez mayores y hacen que se deban cambiar las formas de trabajar si se pretende dar respuesta a las necesidades sociales.
- *Existencia de grupos de presión*. El planificador no está solo, la sociedad le va a exigir que dé una respuesta adecuada y que tenga en cuenta lo que opinan los diferentes grupos sociales, por lo que la participación es importante, no se puede planificar de forma aislada.

6. TIPOS DE PLANIFICACIÓN

Existen diferentes formas de clasificación para los tipos de planificación sanitaria.

Tabla 5.1. *Clasificación de los tipos de planificación sanitaria.*

TIPOS DE PLANIFICACIÓN		
SEGÚN EL ÁMBITO DE APLICACIÓN	*Estatal*	Plan nacional de salud
	Autonómico	Plan regional de salud
	Local o institucional	Programa de salud
SEGÚN EL TIEMPO	*A largo plazo*	De 5 a 10 años
	A medio plazo	De 2-5 años
	A corto plazo	Menos de 2 años
SEGÚN LOS NIVELES DE LA ORGANIZACIÓN Y LOS OBJETIVOS	*Normativa*	Misión de organización
	Estratégica	Fines de la organización
	Táctica	Objetivos generales y específicos
	Operacional	Objetivos operacionales

La clasificación que se usa más habitualmente es la que se refiere a la planificación según los niveles y objetivos de la organización, porque además de tener sus propias características combina conceptos de las otras dos clasificaciones. Las características de la planificación según esta última clasificación descritas por Pineault (Pineault et al., 1987) se explican a continuación.

6.1. Planificación normativa o política

Como ya se ha explicado con anterioridad, la planificación consiste en elaborar un plan de acción que permita la consecución de los objetivos o metas propuestos. Por ello, este nivel de planificación que es el más elevado, se centra en definir cuál va a ser la misión de la organización o de la política. Se entiende por *misión* la dirección hacia la que se dirige la organización, se definen a grandes rasgos cuáles serán las líneas de trabajo, las ideas y la filosofía sobre los que se sustenta la organización. Responde a la pregunta ¿Qué se quiere conseguir? Se plantean objetivos globales a muy largo plazo. Aparece en el nivel estatal o autonómico.

6.2. Planificación estratégica

A este nivel se concreta la misión a través de la definición de los objetivos de la organización. Para definir los fines se debe responder a la pregunta ¿Qué vamos a hacer?. En este nivel es donde van a establecerse las prioridades de acción para conseguir los objetivos realizando un análisis interno de la organización y un análisis del entorno en que se desenvuelve la misma, estableciendo a partir de ellos, las estrategias que se consideran más adecuadas. Aquí se desarrolla el plan director de la organización donde se establecen las grandes metas que quieren alcanzarse, pero no se concreta la manera de hacerlo. El plan director es cualitativo porque se desarrollan las líneas de trabajo que regirán a la organización como su estructura, cartera de servicios, misión, es objetivo porque se fijan los fines de forma clara y concreta, aunque no se desarrolla lo que se hará para conseguirlo y es atemporal porque no marca el plazo para alcanzarlos. Es por tanto una planificación a largo plazo. Este tipo de planificación se desarrolla en las Consejerías provinciales de sanidad.

6.3. Planificación táctica o estructural

En este nivel se fijan los objetivos generales y específicos que permitan alcanzar la meta final definida en la etapa previa. Se organizan y programan las actividades y se establecen los recursos necesarios para la consecución de los objetivos. Es una planificación a medio plazo que se concreta en la elaboración de los programas de salud. Este tipo de planificación se desarrolla en las Gerencias de atención especializada y primaria.

6.4. Planificación operativa

Es el último nivel de planificación, donde se fijan los objetivos operacionales y se desarrolla cómo se realizará la puesta en marcha del programa. Se concretan las actividades, cómo van a ejecutarse, cuándo van a hacerse, elaborando un calendario de ejecución y se concretan los recursos necesarios para el desarrollo de cada una de ellas. Se asigna quién será el responsable del desarrollo de cada una de las actividades. Es una planificación a corto plazo que se lleva a cabo en los centros hospitalarios y de atención primaria.

Tabla 5.2. *Resumen de los tipos y características de la planificación.*

Tipo de planificación	Ámbito	Plazo	Objetivo	Actividad	Producto
NORMATIVA O POLÍTICA	Estatal o autonómica	Muy largo plazo. Más de 10 años	Misión	Objetivos globales a largo plazo	Delimita las grandes líneas de trabajo
ESTRATÉGICA	Nivel provincial	Largo plazo. Entre 5-10 años	Fines	Prioridades de acción y estrategias. No dice cómo hacerlo	Plan director
TÁCTICA O ESTRUCTURAL	Gerencia de atención especializada o primaria	Medio plazo. De 2 a5 años	Objetivos generales y específicos	Programación de actividades y asignación de recursos	Programa
OPERATIVA	Centros de atención	Corto plazo. Menos de 2 años	Objetivos operativos	Desarrollo de la actividad y calendario de ejecución	Gestión operativa

7. ETAPAS DE LA PLANIFICACIÓN

El proceso de planificación consta de diferentes *fases* que se enumeran a continuación y que serán desarrolladas individualmente a lo largo de este tema (Pineault et al., 1987):

- Identificación de las necesidades de salud.
- Priorización.

- Fijación de metas.
- Elaboración de objetivos generales y específicos.
- Formulación del plan.
- Evaluación.

8. IDENTIFICACIÓN DE LAS NECESIDADES DE SALUD

En el enfoque clásico el análisis de la situación de salud era igual al análisis de los problemas de salud que tenía la comunidad que se estudiaba. Después surge un nuevo enfoque que considera que para analizar la situación de salud de la población se deben analizar los problemas de salud, pero también las necesidades de salud. Para poder entender mejor ambos enfoques, se definen problema, riesgo y necesidad de salud (Pineault et al., 1987).

- *Problema de salud.* Estado de salud deficiente considerado por el individuo, la comunidad o los expertos. Estado de salud observado, es objetivable.
- *Riesgo.* Proximidad de un daño a la salud individual o colectiva. El factor de riesgo aumenta la probabilidad o posibilidad de que los individuos o la sociedad presenten un problema de salud.
- *Necesidad de salud.* Desviación entre el estado de salud óptimo y el estado de salud actual o real de un individuo o comunidad. Estado de salud deseado. Se ve influenciado por las diferentes concepciones de salud - enfermedad.

No puede existir problema de salud sin necesidad de salud, pero sí que puede existir necesidad de salud sin problema de salud. Por ejemplo, una persona tiene un índice de masa corporal (IMC) de 26 pero no existen otros problemas asociados y el paciente no diría que tiene un problema de salud. Lo saludable es que el IMC se sitúe entre 18 y 25, por ello se puede decir que esa persona tiene una necesidad de salud, ya que su estado actual se desvía de los óptimos estipulados, pero no existe problema de salud porque la persona no tiene fatiga, ni colesterol o hipertensión.

8.1. Tipos de necesidades de salud

Bradshaw en 1972 (Bradshaw, 1972) distinguió cuatro *tipos de necesidades de salud* que son:

- *Necesidad normativa:* Es la definida por el experto en relación con una determinada norma considerada óptima o deseable. Los rangos son definidos de forma consensuada por los investigadores porque se observa que las personas que se encuentran dentro de esos rangos presentan o no problemas de salud.

- *Necesidad percibida:* Es el individuo el que manifiesta cómo se percibe con respecto a su propia salud. Depende de la información que disponga y de sus expectativas de atención sanitaria. No tiene por qué tratarse de una desviación de lo óptimo.
- *Necesidad expresada:* Equivale a la demanda de cuidados y de servicios. Consecuencia de la necesidad percibida, se busca servicio sanitario. Pueden existir necesidades percibidas, pero no expresadas.
- *Necesidad comparada:* Tomando como referencia dos grupos o individuos con características y condicionantes similares si se detecta una necesidad en uno de ellos es probable que la misma necesidad esté en el otro grupo.

8.2. Estudio de las necesidades de salud

El *estudio de necesidades de salud de una población* es importante porque:

- Revela la importancia de sus problemas de salud y de los factores asociados.
- Identifica los individuos con problemas.
- Evalúa la eficacia de las medidas adoptadas en materia de salud.
- Identifica sus valores políticos y sociales. Si se conoce el deseo de la población acerca del establecimiento de leyes sobre el aborto, se está obteniendo información sobre los valores políticos y sociales de esa sociedad.
- Favorece el conocimiento de los recursos de la población. Por ejemplo, en Estados Unidos existen muchas familias con problemas de hipovitaminosis, que se puede ver influenciado porque sus recursos económicos no les permiten comprar fruta porque es muy cara.

8.3. Etapas de un estudio de necesidades

- Detectar las necesidades existentes, priorizarlas y determinar si la intervención es pertinente o no.
- Definir los objetivos. ¿Qué se quiere conseguir?
- Seleccionar la población en estudio.
- Elegir los indicadores. ¿Cuáles son los indicadores que permiten conocer si se han alcanzado los objetivos propuestos?
- Localizar las fuentes de información.
- Conseguir recursos para realizarlo.

- Elegir el procedimiento o método para llevarlo a cabo.
- Elaborar el protocolo.
- Recoger la información.
- Analizar e interpretar los resultados.
- Elaborar y redactar el informe final.

La población sobre la que se va a realizar el estudio de necesidades es el conjunto de personas de las que queremos conocer su necesidad. Es importante hacer una buena selección de la población. Puede hacerse de dos *formas:*

- En función de un determinado sector geográfico.
- En función del área de influencia de un centro sanitario.

El estudio de las necesidades humanas y el método de planificación de los servicios de salud van enfocados hacia la promoción, cuidado y mantenimiento de la salud.

9. HERRAMIENTAS PARA LA IDENTIFICACIÓN DE LAS NECESIDADES DE SALUD

Para analizar las necesidades de salud de una población se utilizan *métodos cuantitativos* entre los que se encuentran los indicadores y las encuestas de salud y *métodos cualitativos* entre los que se encuentran la técnica del grupo nominal, técnica Delphi, brainstrorming o los informadores clave.

9.1. Indicadores de salud

La *Organización Panamericana de Salud* define los *indicadores de salud* como (PAHO, 2018) *una medición que refleja una situación determinada. Todo indicador de salud es una estimación, es decir una medición con un cierto grado de imprecisión, de una dimensión determinada de la salud en una población específica.*

Esta misma Organización, dice que los indicadores surgen de la aplicación de escalas de medida a una o varias variables relacionadas con la salud. Los indicadores de salud son, por tanto, una medidas directas o indirectas del estado de salud de una población y permiten predecir o detectar precozmente situaciones de riesgo o desviaciones en el cuidado de la salud, siendo útiles para determinar la importancia de los problemas y necesidades sanitarias. Existen varios *tipos de indicadores:*

9.1.1. Indicadores de nivel y calidad de vida

Dentro de estos indicadores *se engloban* los sociodemográficos o de nivel de vida y los del cuidado de salud o de calidad de vida.

- *Sociodemográficos o del nivel de vida.* Nos dan información sobre características y estructura de la población, nivel cultural, instrucción, empleo. Permiten determinar la población más vulnerable. Dentro de este tipo de indicadores estarían las pirámides de población, porcentaje de población mayor de 80 años, esperanza de vida al nacer, tasa de población activa, etc.
- *Del cuidado de la salud o de calidad de vida. Indicadores de necesidades* de cuidado cotidiano de la persona y su entorno, en relación con su capacidad de autonomía y bienestar. *Indicadores de discapacidad* (número de personas dependientes), de modos de vida (porcentaje de la gente que hace deporte), de calidad de vida (tiempo de ocio a la semana), de conductas saludables (ingesta diaria de fruta).

9.1.2. Indicadores sanitarios

Se clasifican como positivos o negativos según tenga una relación directa o inversa con la salud de los individuos.

Indicadores positivos

Los indicadores se consideran como positivos cuando mantienen una relación, asociación o correlación directa con el estado de salud. Cuanto mayor sea su magnitud, mejor será el estado de salud de los sujetos de esa población (PAHO, 2018). Son *ejemplos* de indicadores positivos la esperanza de vida al nacer, tasa de natalidad o cobertura vacunal.

Indicadores negativos

Los indicadores de salud se consideran como negativos cuando tienen una relación, asociación o correlación inversa con el estado de salud. Cuanto mayor sea su magnitud, peor será el estado de salud de esa población (PAHO, 2018). Son *ejemplos* de indicadores negativos los siguientes:

- La *tasa de incidencia* de una enfermedad que es el número de casos nuevos que aparecen en un determinado periodo de tiempo, en una población concreta durante el mismo periodo de tiempo. La fórmula matemática es:

$$\text{Tasa de incidencia} = \frac{\text{N° de casos nuevos de una enfermedad en un periodo de tiempo}}{\text{Población expuesta durante un periodo de tiempo}}$$

- La *tasa de prevalencia* es el número de casos totales que existen de una enfermedad en un momento determinado en una población definida. La expresión matemática de la prevalencia es:

$$\text{Tasa de prevalencia} = \frac{\text{N° de casos nuevos de una enfermedad en un momento determinado}}{\text{Población en estudio (N° total de personas en riesgo en ese tiempo)}}$$

La prevalencia es útil en planificación sanitaria ya que permite la cuantificación de la demanda o necesidad de servicios sanitarios.

- La *mortalidad* que la podemos encontrar como: Tasa bruta, tasa especifica (causas de muerte según edad y sexo), tasa de mortalidad infantil y perinatal. Esta última tiene un gran valor dentro de la salud pública porque nos da idea de la calidad de la asistencia sanitaria, los recursos empleados en la sanidad e indirectamente nos orienta acerca del nivel económico del país.
- La *discapacidad* es también un concepto importante a tener en cuenta porque no sólo aparece como la consecuencia de una enfermedad, sino que también nos da información de una limitación permanente de la persona para cuidar y mantener tanto su salud como la de su entorno.

Factores de riesgo

Características de un individuo, de sus hábitos de vida y salud y de su entorno, que pueden modificar su cuidado y mantenimiento de la salud, produciendo desviaciones en el cuidado cotidiano o derivando en potenciales enfermedades. Pueden ser biológicos, psicológicos y culturales, derivados del entorno socio-económico, estilo de vida y cuidado de la salud, o de la organización y prestación de servicios.

9.1.3. Indicadores de utilización de servicios y de recursos sanitarios

Indicadores de utilización de servicios

El análisis de las demandas de la población permite conocer de forma indirecta cuáles son sus necesidades. Por ejemplo, que pacientes son los que acuden más a la consulta de atención primaria y cuáles son sus motivos de consulta. Los *factores determinantes de la utilización de servicios* son:

- *Naturaleza del cuidado.* Cuanto más complejo sea el cuidado, más utilización de servicios y recursos.
- *Usuarios y beneficiarios.* Las características de la población van a influir de forma directa en la demanda de los servicios sanitarios, sobre todo la franja etaria, el nivel cultural y socio-económico. Por ejemplo, la demanda de un anciano o de un niño va a ser muy diferente en cuanto a cantidad y tipo de cuidado.
- *Profesionales.* El usuario es el primer demandante de servicios dentro de los centros sanitarios, pero los profesionales sanitarios son los máximos demandantes de servicios de la institución.
- *Institucionales.* Los protocolos que existan en la institución van a determinar si se utilizan más o menos recursos para tratar una determinada patología. Por ejemplo, en un hospital un protocolo para la cura de úlceras venosas con tejido necrótico tiene 4 pasos, mientras que en otro hospital el protocolo para las lesiones de las mismas características consta de 28 pasos.

Existen indicadores que permiten conocer las tasas de morbilidad diagnosticada, pero esos indicadores no permiten conocer la totalidad de las prestaciones de servicios sanitarios asociados a ella. Los *indicadores más utilizados* son:

- Promedio diario de urgencias atendidas.
- Promedio diario de pacientes atendidos en consulta.
- Primeras consultas.
- Listas de espera de consultas.
- Índice de ocupación.
- Estancia media.

Indicadores de utilización de recursos sanitarios

Los recursos humanos son el elemento fundamental en el sector sanitario y junto a ellos se han de considerar los recursos físicos, tecnológicos y recursos de capital. Los indicadores de recursos sanitarios se clasifican en indicadores de la capacidad del recurso, de empleo de recurso y en aquellos que relacionan la capacidad y el empleo de los mismos.

- Los *indicadores de capacidad de recurso*, miden cantidad de recurso y su producción potencial. Por ejemplo, la cantidad de recurso sería una enfermera y sus usos potenciales. Por ejemplo, puede desempeñar labores asistenciales, administrativas, docentes o investigadoras.

- Por otro lado, los *indicadores que miden el empleo del recurso*, es decir, en el ejemplo anterior que es lo que hace la enfermera de forma concreta en un puesto determinado. Por ejemplo, elaboración de planes de cuidados, curas, analíticas, etc.
- *Indicadores que relacionan la capacidad del recurso y el empleo del recurso.* Por ejemplo, número de planes de cuidados que tiene elaborados en los pacientes con diabetes de una enfermera de atención primaria.

9.2. Encuesta de salud

Tiene como ventaja sobre otros métodos que la información se obtiene de forma directa. Incorpora información ajena al sistema de salud, procedente de la población que se pretende estudiar permitiendo conocer las necesidades de los individuos. Es la mejor fuente de información sobre la morbilidad sentida ya que se pregunta a las personas sobre la percepción que tienen de su estado de salud y de sus necesidades.

En España tanto el Ministerio de Sanidad como las Consejerías de las diferentes Comunidades Autónomas realizan encuestas a un gran número de personas que aportan información de gran valor para la planificación sanitaria. Las encuestas de salud del Ministerio de Sanidad que se realiza en colaboración con el Instituto Nacional de Estadística (INE) con una periodicidad quinquenal y se alterna cada dos años y medio con la *Encuesta de salud europea*. En España la última se realizó en el año 2020.

Para que una encuesta tenga validez debe tener identificados claramente sus objetivos y la muestra a la que va a realizarse que tiene que ser representativa de la población que se quiere estudiar para que los datos puedan ser extrapolables a la generalidad. Por su parte los cuestionarios deben estar bien desarrollados y estructurados. Los cuestionarios deben estar bien diseñados y las entrevistas desarrolladas siguiendo un protocolo concreto. Los principales problemas de las encuestas son su elevado coste y sus dificultades de elaboración.

9.3. Métodos cualitativos

El objetivo es llegar a un acuerdo sobre las necesidades y servicios de salud entre la población beneficiaría de servicios y los responsables de la planificación. Puede llevarse a cabo mediante grupos de informadores expertos como las técnicas de grupo nominal y Delphi o mediante grupos de interacción con técnicas de brainstroming o de foro comunitario.

9.3.1. Informadores expertos o métodos de consenso

Son personas a las que se les reconoce tener un amplio conocimiento del medio y del funcionamiento de una situación determinada relacionada con el objeto de estudio. Las *técnicas* que se emplean en el grupo de expertos son:

- *Técnica de grupo nominal.* Designación nominativa de expertos. Todos participan en la identificación de problemas y necesidades. Hay una parte de reflexión individual en la que se generan las ideas y una segunda parte en la que la puesta en común de las ideas y la discusión de las mismas, sirven para su evaluación y posterior ordenamiento según una serie determinada de criterios y puntos de vista. Son grupos heterogéneos y se requiere consenso.
- *Técnica Delphi.* Técnica cualitativa que tiene por objeto conocer la opinión de un grupo de personas expertas, distanciadas geográficamente, en relación con problemas prevalentes. Los individuos consultados nunca se ponen en contacto directo entre ellos.

Utiliza una serie de *cuestionarios* enviados por correo en forma seriada, que se formulan a partir de cuestionarios enviados con anterioridad. El primer cuestionario debe ser riguroso, conciso y claro. Se envía el cuestionario a cada participante con una carta de presentación y se le pide que genere una lista con las posibles soluciones al problema y que señale los comentarios que crea convenientes.

El segundo cuestionario se confecciona a partir de las soluciones y los comentarios propuestos por el grupo. Se elabora una segunda lista y de aquí se les pide a los participantes que seleccionen los ítems que consideren más importantes dándoles una puntuación en función de la importancia que les otorguen.

El tercer cuestionario es elaborado a partir del segundo y se solicita a los miembros del grupo de expertos que de nuevo puntúen los ítems en orden decreciente en relación con la trascendencia que consideren que tienen.

El informe final se redacta, tras el análisis del tercer cuestionario, y en él se recogen las conclusiones definitivas. El informe final debe incluir el objeto de estudio, los pasos seguidos para su resolución y los resultados obtenidos. Se enviará una copia a cada uno de los participantes.

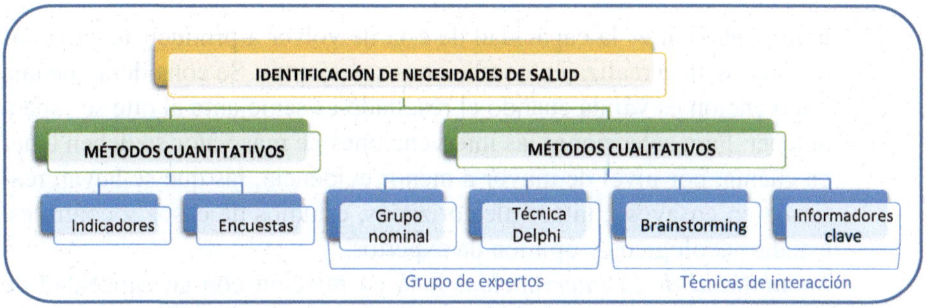

Figura 5.1. *Resumen técnicas de identificación de problemas.*

9.3.2. Técnicas de interacción

Se realiza una exposición abierta del problema. Este tipo de técnicas se realizan con personas que no son expertas en el tema a tratar y se pueden utilizar varias *técnicas:*

- *Tormenta de ideas o brainstorming.* El moderador expone el planteamiento del problema que será debatido. Los participantes expresan sus opiniones y el moderador las recoge escribiéndolas. Por último, se perfilan y se definen las ideas expuestas.
- *Informadores clave.* Se realizan entrevistas en profundidad con personas de referencia de la población que conozcan y hayan podido analizar el problema desde su posición.

10. PRIORIZACIÓN

Su objetivo es seleccionar, de entre los problemas y necesidades detectadas en la fase previa, las que serán objeto de intervenciones de salud y que se denominan *prioridades de acción.* Aquellos otros para los que antes de intervenir es necesario conocer mejor sus causas y soluciones, se les denomina como de *prioridades de investigación.*

10.1. Establecimiento de alternativas

Antes de comenzar a priorizar se debe hacer un análisis para encontrar a cada problema detectado la mejor solución posible, teniendo en cuenta el objeto del estudio o de la intervención, a qué población va a ir dirigida, el tipo de intervención y el nivel de prevención deseable (Pineault et al., 1987).

- *Eficacia de la intervención.* Es la capacidad para solucionar la necesidad o el problema de salud y debe ser a la vez fiable y válida. La fiabilidad de la intervención es la capacidad de esta de volver a producir los mismos resultados si se realiza en condiciones semejantes. Se considera que una intervención es válida cuando el resultado es semejante al que se espera obtener. Para seleccionar las intervenciones de más valor se deben tener en cuenta, por nivel de mayor a menor evidencia, las que se hayan realizado en ensayos clínicos aleatorizados, estudios de casos y controles, estudios ecológicos y opinión de expertos.

- *Factibilidad de la intervención.* Está en relación con su capacidad de resultar operativa para resolver el problema o la necesidad en su contexto sociopolítico, medioambiental e institucional. Evalúa por tanto las posibilidades de éxito en el caso de implantarse. Este éxito depende en gran medida de la aceptabilidad de la intervención por parte de la población a la que va dirigida por ello debe valorarse la factibilidad legal, política, económica, organizacional y ética.
- *Objetivo del estudio.* La intervención debe estar alineada con el objetivo propuesto. Por ejemplo, si el objetivo que se quiere alcanzar es disminuir las lesiones en los pies de los pacientes diabéticos, las intervenciones serán diferentes que, si se quiere educar en el control de los niveles de glucemia, aunque estos últimos también tengan repercusión en las lesiones de los pies.
- *Población a la que va dirigida la intervención.* Se puede actuar directamente sobre la población en la que se identificó la necesidad o sobre un intermediario. En cualquier caso, se debe identificar adecuadamente esta población y estudiar los factores de la misma que pueden facilitar o dificultar las actuaciones. Por ejemplo, si se quiere desarrollar un programa de desayuno saludable en los colegios, se puede intervenir directamente con los niños, o con los padres que serían los intermediarios.
- *Nivel de prevención al que se dirige la intervención.* Se debe tener en cuenta si la intervención va a ir dirigida a prevención primaria, secundaria o terciaria porque esto determinará cuáles son las intervenciones más adecuadas que se deben realizar.

10.2. Técnicas de exploración de alternativas

Para la exploración de alternativas de intervención se pueden utilizar diferentes técnicas o estrategias como la revisión bibliográfica, que permite conocer las intervenciones desarrolladas con anterioridad en otros contextos con carac-

GRUPO FOCAL	GRUPO NOMINAL
•No requiere consenso	•Requiere consenso
•Grupos homogéneos	•Grupos heterogéneos
•Análisis de contenido	•No requiere análisis del contenido
•Entre 6 y 8 preguntas	•Entre 1 y 3 preguntas
•Sólo comunicación oral	•Lectura, escritua y comunicación oral
•Se plasman ideas y alternativas	•Se analizan problemas
•No se establecen prioridades	•Se establecen prioridades

Figura 5.2. *Diferencias grupo focal y grupo nominal.*

terísticas similares y la efectividad de dichas intervenciones o con técnicas de creatividad.

Las técnicas de creatividad (Pineault et al., 1987) se dividen en dos *grupos,* las que utilizan asociaciones de ideas y las operaciones en grupo.

Operaciones en grupos

Las que utilizan *operaciones en grupo* son: Técnica Delphi y brainstrorming que se emplean de la misma manera que se ha visto con anterioridad, pero en esta fase centradas en el planteamiento de alterativas, en vez de para la identificación de necesidades. El grupo nominal en la exploración de alternativas no es útil porque no es necesario el consenso, se utiliza otra técnica grupal que es el grupo focal, que se realiza con grupos homogéneos analizando el contenido pero que no requiere de consenso.

Asociación de ideas

Las técnicas de asociación de ideas son un poco más complejas de aplicar porque requieren habilidades previas de los participantes como habilidad de generalización, tolerancia a la ambigüedad, y buen conocimiento del procedimiento. Son *técnicas* que se utilizan a nivel individual, aunque los resultados después se puedan exponer de forma grupal. Entre ellas están:

- *Brainwriting* que es igual que la tormenta de ideas, pero los participantes escriben las ideas antes de ponerlas en común.

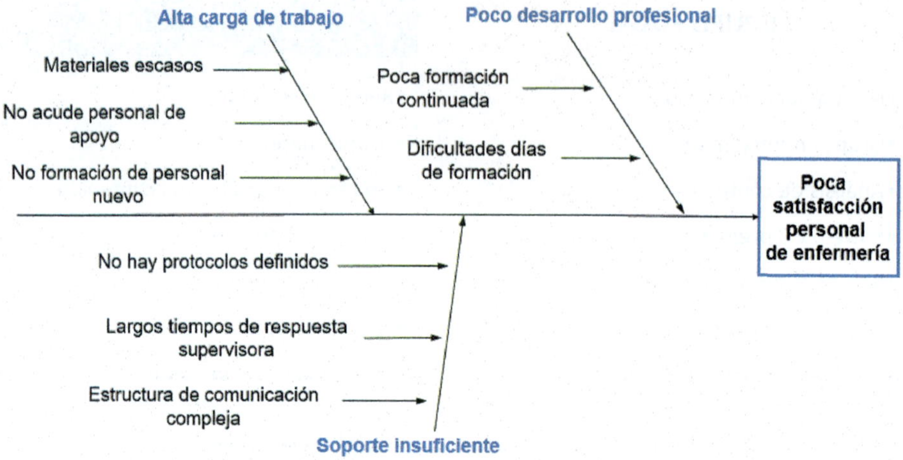

Figura 5.3. *Diagrama de Ishikawa.*

- *Sinéctica o pensamiento analógico.* Pensamiento creativo que se basa en la creación de metáforas o analogías. Por ejemplo, los participantes imaginan que son los que tienen el problema o se les plantea cómo han resuelto con anterioridad un problema de características similares. Lo importante en esta técnica es hacer extraño lo familiar.
- *Pensamiento lateral.* También denominado como *pensamiento en zigzag* que trata de explorar alternativas que se salgan de lo corriente o pertinente.
- *Espina de pescado, diagrama causa-efecto o diagrama de Ishikawa.* En la parte central se coloca el problema o la alternativa que se quiere analizar y arriba y abajo las categorías donde se van agrupando las causas que influyen en el problema.
- *Diagrama de flujo o mapa mental.*
- *Diagrama de Pareto.* Pareto fue un ingeniero que descubrió que el 80% de los problemas que aparecen se deben a un 20% de causas, es por tanto en estas pocas causas es en las que hay que trabajar para solventar la mayor parte de las dificultades.

10.3. Criterios de priorización de problemas

Una vez hecho el análisis previo, para determinar las prioridades se sigue un proceso de toma de decisiones en el que se estima el valor de un problema y se le compara con otros, decidiendo finalmente sobre el que debemos actuar en primer lugar. Se siguen cuatro *criterios* fundamentales para priorizar (Rodríguez Alcalá & López de Castro, 2004):

- Extensión, amplitud o magnitud del problema. Cuántas personas están afectadas por el problema.
- Severidad o gravedad de la situación. Efectos o consecuencias sanitarias, personales y sociales del problema. Por ejemplo, muertes, secuelas, incapacidad laboral, discapacidad.
- Viabilidad, vulnerabilidad o factibilidad. Posibilidad de que el problema desaparezca con las intervenciones que se van a implementar.
- Coste-beneficio. Relación entre los recursos a invertir y los posibles beneficios.

10.4. Instrumentos de priorización

10.4.1. Parrilla de análisis

En el análisis del problema se analizan los factores de riesgo relacionados con él, la capacidad de resolución que tiene el problema y la factibilidad de la intervención. Se parte de un problema y se le van asignado valores positivos o negativos en función de los criterios definidos con anterioridad.

10.4.2. Método Hanlon

Es uno de los instrumentos más utilizados en planificación porque cada uno de sus elementos es fácil de objetivar. Se basa en cuatro *componentes* (Rodríguez Alcalá & López de Castro, 2004):

- *Gravedad o severidad del problema (G).* Puede obtener valores entre 0 y 10.
- *Magnitud o extensión del problema (M).* También toma puntuaciones entre 0 y 10 en función de las personas que estén afectadas.
- *Eficacia de la intervención (E).* Obtiene valores entre 0.5 y 1.5.
- *Factibilidad del programa (F).* Toma valor 1 cuando se considera factible y 0 si no lo es. En este criterio a su vez, para valorar una intervención como factible o no se tendrá en cuenta: Pertinencia, viabilidad económica, accesibilidad, disponibilidad de recursos y la legalidad.

  La puntuación viene dada por la siguiente fórmula:

$$(G + M) \times E \times F$$

10.4.3. Método DARE

Lo más característico de este método es que los criterios a analizar pueden ser diferentes en cada problema y el peso que se le asigna también puede variar de unos análisis a otros. Por ejemplo, en el cáncer de pulmón puede asignarse que la gravedad va a ser el doble de importante que la magnitud y en el del cáncer de mama al contrario la magnitud el doble de importante que la gravedad. Esta versatilidad del método es lo que le hace de más difícil aplicación porque se requiere consenso previo de los criterios a evaluar y del peso que se va a asignar a cada uno de ellos (Rodríguez Alcalá & López de Castro, 2004).

$$\text{Problema A} = \text{Criterio 1} \times \text{Peso asignado 1} + \text{Criterio 2} \times \text{Peso asignado 2} \cdots = \text{Puntuación A}$$
$$\text{Problema B} = \text{Criterio 1} \times \text{Peso asignado 1} + \text{Criterio 2} \times \text{Peso asignado 2} \cdots = \text{Puntuación B}$$
$$\text{Problema C} = \text{Criterio 1} \times \text{Peso asignado 1} + \text{Criterio 2} \times \text{Peso asignado 2} \cdots = \text{Puntuación C}$$

10.4.4. Método CENDES/OPS

Se basa en el análisis de cuatro dimensiones para establecer la priorización. Estas *dimensiones* son: Magnitud (M), trascendencia (T), vulnerabilidad (V) y relación coste-efectividad (CE). El cálculo se hace mediante la siguiente fórmula (Rodríguez Alcalá & López de Castro, 2004):

$$M \times T \times V/E$$

10.4.5. Método SIMPLEX

Los criterios se valoran utilizando cuestionarios con preguntas cerradas de respuesta única. Cada una de las respuestas tiene asignado un valor previamente. La prioridad se establece por la puntación total obtenida al final del cuestionario. Al igual que en el método DARE las dimensiones a valorar pueden ser diferentes de unos problemas a otros y el peso asignado a cada uno de ellos también se establece por consenso y puede ser diferente en cada situación (Rodríguez Alcalá & López de Castro, 2004).

10.4.6. Método GEVER

Es un método sencillo elaborado en España por Abanades (Abanades, Prieto, Casado, & García, 1987) en el que *se evalúan:*

- *Gravedad (G),* que puede estimarse en relación a las muertes causadas, secuelas, años perdidos por calidad de vida, etc.
- *Extensión (E)* o magnitud para referirse al número de personas afectadas.
- *Vulnerabilidad (V)* tiene en cuenta si es posible la prevención o sólo la curación y rehabilitación y la posibilidad de que las intervenciones ayuden a solventar o minimizar el problema.
- *Repercusión local (R)* hace referencia al grado de preocupación que el problema genera en la población.

Cada uno de ellos se puntúa de 0 a 10 y la suma de todos ellos, la puntuación final, será la que establezca el grado de priorización asignado.

11. FIJACIÓN DE METAS

Las *metas* deben responder a lo que se desea alcanzar en relación con la necesidad o el problema priorizado, habitualmente se enuncia en términos de solución completa de un problema de salud o su reducción al máximo posible. La meta no es alcanzable en el corto plazo y para llegar a ella deben realizarse uno o varios programas de intervención que estarán orientados a llegar a su consecución.

La formulación de las metas define las grandes líneas de intervención y el tipo de actuaciones a seguir para alcanzarlas.

12. ELABORACIÓN DE OBJETIVOS

Los objetivos son aquello que se pretende conseguir con el plan. Deben ser claros, concisos, realistas y mensurables.

12.1. Clasificación de los objetivos

Según el tiempo o alcance

- *Largo plazo.* Objetivos formulados para ser alcanzados entre 5-10 años.
- *Medio plazo.* Su consecución se fija entre 2 y 5 años.
- *Corto plazo.* Han sido formulados para cumplirse en menos de 2 años.

Según la escala de medida

- *Cuantitativos.* Las escalas de medida utilizadas empelan valores numéricos, por ejemplo, los indicadores.
- *Cualitativos.* Las escalas de medida se basan en aspectos subjetivos.

Según la jerarquía o profundidad

- *Estratégicos o generales.* Aportan una visión más general de la empresa y evalúan a esta como un todo. Por ejemplo, los hospitales del Servicio de Salud de Castilla garantizarán la continuidad asistencial de los pacientes.
- *Tácticos o intermedios.* Esos objetivos se concretan en los diferentes servicios o unidades en las que se divide la organización y sirven para ayudar a la consecución de los estratégicos. Por ejemplo, los pacientes del hospital de Toledo cuando finalicen los cuidados de hospitalización recibirán el informe de alta de enfermería.
- *Operacionales u operativos.* Su formulación es más concreta y específica en relación con la actividad propia de los profesionales de esa unidad. Por ejemplo, el informe de alta de los pacientes del servicio de geriatría del hospital de Toledo constará de una evaluación de Barthel, Mini-mental y la escala de Braden.

Según su enfoque

- *Servicio:* Objetivo de calidad.
- *Social:* Establecen la relación entre el beneficio del desarrollo personal del grupo humano que presta el servicio y el grupo beneficiario del servicio. Es decir, que se alcance el objetivo de la organización, en el caso de la sanidad mejorar la salud o la calidad de vida de la población.
- *Económico:* Objetivos de eficiencia.

13. FORMULACIÓN DEL PLAN: PROGRAMACIÓN

Un *programa* es un conjunto organizado, coherente e integrado de actividades y servicios, realizadas simultáneamente o sucesivamente, con los recursos necesarios y con la finalidad de alcanzar unos objetivos determinados, en relación con problemas de salud precisos y para una población definida (Pineault et al., 1987). El plan o programa está compuesto por las normas de actuación, tiempos de realización de cada una de las actividades, recursos humanos y materiales necesarios e instrumentos de evaluación.

La *programación* es el proceso en el que se establece esa situación que se quiere alcanzar mediante la realización y descripción del programa (Piédrola Gil, 2016).

13.1. Tipos de programas

- *Asistenciales:* De atención directa a las personas o al medio.
- *Administrativos:* Referidos a relaciones entre los distintos niveles, a su coordinación.
- *Docentes - asistenciales:* Objetivos de formación de los profesionales sanitarios o de investigación clínica.

13.2. Actividades

Las actividades describen la manera de conseguir los objetivos. Deben diseñarse ordenadamente y en relación a los objetivos. Es muy importante realizar una descripción detallada de la actividad para poder sistematizar los procesos y facilitar su evaluación.

En la planificación de las actividades, un elemento que siempre debe tenerse en cuenta, es el lugar donde se van a realizar esas intervenciones para determinar los recursos que serán necesarios y seleccionar las actuaciones más adecuadas para ese entorno.

La *sistematización* es la acción de sistematizar que la Real Academia de la Lengua lo define como organizar una serie de elementos para que formen un sistema. En términos prácticos consiste en la descripción detallada de los pasos a seguir en un proceso y cómo debe hacerse cada uno de ellos de forma concreta, de tal forma que se pretende evitar que cada uno de los profesionales de la organización actúe de una forma diferente lo que impediría realizar la evaluación de la efectividad y eficiencia de una actividad. Por ejemplo, si para la cura de una herida cada profesional de la unidad la realiza de una forma diferente es imposible conocer cuál de ellas es la más adecuada de hacerlo.

13.3. Cronograma

Nos permite conocer la planificación en el tiempo y en el espacio. Se realiza una descripción secuencial de cómo se llevará a cabo el programa, enmarcando cada una de las acciones en un tiempo y momento concreto. La programación de las actividades en el calendario debe hacerse siguiendo criterios de prioridad. Una herramienta muy útil para la realización de cronogramas es el diagrama de Gantt que se explicó con anterioridad en el capítulo 1.

14. EVALUACIÓN

La evaluación es un proceso permanente encaminado a corregir y mejorar las acciones con el fin de aumentar la pertinencia, eficiencia y efectividad de los programas. Es una revisión retroactiva de las distintas etapas del proceso de planificación y debe estar plenamente integrada en el proceso de toma de decisiones.

La evaluación determina el grado de éxito en la consecución de los objetivos, emitiendo un juicio de valor sobre un recurso, una actividad o un resultado basado en criterios y normas. Para realizarlo se utilizan los indicadores.

La evaluación debe ayudar a la planificación y a la elaboración de programas. Esta fase deber permitir responder a si el programa definido es el más adecuado para la situación problema identificada y si está correctamente desarrollado para solucionarla.

También debe aportar información para mejorar o modificar la gestión de los programas, evaluación formativa, preguntándose si el programa ejecutado es el planificado, si los recursos y las actividades son adecuados para conseguir los resultados, y si los recursos se han utilizado de forma eficiente, optimizando los resultados obtenidos. La evaluación formativa fomenta el aprendizaje y la mejora de las actividades desarrolladas con el objetivo de mejorar en el futuro.

Por último, debe determinar los resultados y el impacto del programa de intervención, evaluación sumativa, analizando los resultados que producen las actividades desarrolladas y sobre la relación existente entre los resultados obtenidos y los recursos utilizados. La evaluación sumativa, es la que permite determinar si se han alcanzado o no los objetivos iniciales, comparando lo obtenido con lo planteado al comienzo del proyecto.

En definitiva, la evaluación nos proporciona información del proceso y de los resultados. Debe existir una evaluación continua aplicada a cada una de las fases y una evaluación final se realiza al concluir el proceso administrativo y que da una visión global del mismo.

15. MODELOS DE PLANIFICACIÓN

Según modelo teórico que se aplique se pueden definir diferentes *modelos de planificación* (Piédrola Gil, 2016):

Modelo de salud pública

- Identifica el problema de salud.
- Identifica los determinantes asociados.

Modelos de las ciencias sociales

- Intervención directa sobre determinantes de salud.

Modelo de salud comunitaria

- Identifica necesidades de población.
- Elabora programas para resolver problemas.
- Evalúa el impacto sobre la salud de la población.

Modelo de economía de la salud

- Tiene en cuenta la naturaleza y valor de la salud. Analiza el concepto de salud en relación con el entorno y la cultura donde se vaya a realizar la planificación.
- Analiza los factores determinantes de la salud.
- Estudia la demanda de cuidados sanitarios y la satisfacción de la demanda.
- Analiza la oferta de cuidados de salud, como la calidad del producto sanitario y los factores productivos.
- Análisis de mercado, relación entre oferta y demanda.
- Evaluación de la microeconomía, estudiando los distintos modos de proveer cuidados.
- Estudia la interrelación existente entre planificación, presupuestos, regularización y seguimiento.
- Evaluación integral de los sistemas.

Modelo de gestión clínica en la planificación

La gestión sanitaria actual tiene un triple eje estratégico sobre el que se asienta y que será el que marcará previsiblemente el futuro de la empresa sanitaria (Beltrán Sanz et al., 2009). Ese *triple eje* es:

- La calidad como valor fundamental.
- Gestión de procesos asistenciales integrados.
- Reconocimiento y estímulo del papel de los profesionales como elementos clave para conseguir los dos anteriores.

El problema a tratar es la necesidad de implicación de los profesionales en la gestión de los procesos de salud. Su objetivo es acercar los instrumentos de gestión a las áreas de atención de salud y asistencia sanitaria. El proceso a seguir para alcanzar esto, es la descentralización, coordinación y cooperación entre los gestores de la organización y los jefes de departamento y de las unidades básicas de cuidados.

Características de este modelo

- Promueve las relaciones entre gestores y profesionales de la asistencia sanitaria.
- Los procesos de salud, son el centro de la atención sanitaria, particularizando la atención sobre cada paciente o usuario.
- Potencia la responsabilidad y la autonomía de los profesionales.
- Garantiza calidad científico-técnica y participación de los clientes del servicio basado en la confianza, respeto y accesibilidad.

Funciones de la enfermería en la gestión clínica

- Director de enfermería-Director médico: Colaboración y apoyo mutuo.
- Debe existir formación enfermera en gestión clínica para poder aplicarla en la práctica clínica diaria y confrontar métodos y prácticas que no se adecuen a ella.
- El personal de enfermería es responsable de la calidad y continuidad de los cuidados y de realizar registros adecuados que apoyen esta función profesional.

Estrategia enfermera en la planificación de la gestión clínica

- Determinar la filosofía enfermera, sus metas y objetivos.
- En la práctica asistencial aplicar el proceso de atención de enfermería.
- Adaptar similitudes entre modelo de gestión clínica, planificación de procesos en relación al paciente y los modelos conceptuales enfermeros.
- Determinar la acreditación de la enfermera: Formación continuada y postgrado, investigación, evaluación de calidad y competencias.
- Asignación adecuada de enfermeras en función de los pacientes.
- Progreso para enfermería: Informatización de procesos de atención, definición de indicadores de cuidados y de evaluación de resultados, criterios de distribución de recursos enfermeros.

Inconvenientes

- Tensión entre los grupos profesionales: Resistencia a la innovación.
- Criticas de desestructuralización de la organización de servicios: Mezcla de unidades gestionadas por el modelo tradicional frente al modelo de gestión clínica puede producir rechazo.

6. ORGANIZACIÓN DE LOS SERVICIOS DE ENFERMERÍA

1. INTRODUCCIÓN

La palabra *organización* dentro de la administración puede ser utilizada con dos acepciones diferentes:

- Etapa del proceso administrativo en la que se estructuran los componentes, sistematizan las actividades y se dota de los recursos necesarios. La organización es el proceso de combinar o relacionar personas que deben llevar a cabo actividades planificadas con los medios necesarios para su ejecución, de manera que el trabajo se realice de una forma consciente, racional y coordinada para asegurar la consecución de los objetivos propuestos en el plan.
- Definición de la propia institución o empresa. Conjunto de personas y medios que trabajan de forma coordinada, en un determinado contexto físico y normativo que es la empresa.

Este capítulo se centrará en el estudio de la organización como la segunda fase del proceso administrativo y que se define como (Mero-Vélez, 2018): *La coordinación planificada de actividades de un grupo de personas, con división del trabajo y de las funciones, y que a través de una jerarquía de autoridad y responsabilidad, procuran la consecución de los objetivos previamente definidos.*

La organización pretende responder a la pregunta *¿Cómo va a hacerse?*

1.1. Finalidades de la organización

- Integración de personas, actividades y resultados: Coordinación.
- Adaptación a la situación y a los objetivos: Contextualización.

- Continuidad y seguridad en las acciones: Actividad continuada en diferentes turnos o en diferentes niveles asistenciales.
- Transmisión y utilización de la información: Obtención de información.

2. ANÁLISIS DE LA ORGANIZACIÓN SANITARIA COMO EMPRESA SANITARIA

La empresa sanitaria es una empresa de servicios, pero con algunas diferencias importantes respecto a otras empresas de servicios, entre esas *diferencias* están:

- Más importante socialmente: El objetivo de la empresa sanitaria es la salud, su conservación y mejora.
- Existencia de diversos grupos de poder que con frecuencia entran en conflicto de intereses, con una mala comunicación y relaciones débiles. Por ejemplo, entre los profesionales sanitarios y la dirección de los centros, uno de los más característicos conflictos entre profesionales es el existente entre médicos y enfermería, o entre los profesionales de enfermería y celadores.
- Producción de servicios individualizados. El producto de la empresa sanitaria es único y diferente para cada usuario. Se pone especial énfasis en la calidad.
- Objetivos y metas no conocidos por muchos de los trabajadores. La gestión eficaz es poco valorada.
- Profesionales altamente cualificados técnicamente que entran en conflicto competencial.
- Actitud de rechazo frente al cambio.
- Retribución en función de la acción y no del resultado. El sueldo de los profesionales sanitarios es el mismo si se desarrolla una atención excelente que si tienen deficiencias.

2.1. Factores externos que influyen la organización

Los *factores externos* son aquellos que afectan al desempeño de la organización pero que no pueden ser modificados.

- *Fuerzas sociales.* Dentro de este grupo tenemos:
  - *Política* que decide los recursos que le serán asignados a sanidad, lo que tiene una afectación directa sobre la empresa sanitaria.
  - *Economía* que es variable y cuyos cambios pueden afectar de forma directa a la oferta y la demanda de atención sanitaria.

– *Factores sociales:* Características poblacionales influyen en el tipo de atención demandada y las necesidades de esa población. Además, se deben tener en cuenta las tendencias emergentes y la demografía. Las demandas de asistencia sanitaria no van a ser las mismas en un país con una pirámide poblacional regresiva que en una con una población en crecimiento.
– *Tecnológico:* Avances tanto en tratamiento como en diagnóstico hace que la atención sanitaria en algunas ocasiones tenga un coste elevado.
– *Ambiental:* Factores ecológicos y ambientales influyen en la salud de la población y en consecuencia en la empresa sanitaria.

- *Usuarios.* Las necesidades de la población de una localidad de la España vaciada no van a ser las mismas que las de una gran ciudad y las expectativas de unos y otro también van a ser muy diferentes.
- *Legislación.* Los requisitos o normas legales que deben cumplirse.

2.2. Factores internos determinantes de la organización

2.2.1. Cultura organizacional

Muchos autores han definido la cultura organizacional y no se ha llegado a un consenso para establecer una definición única. Algunas de las *definiciones* más relevantes son:

- *Patrón de valores y creencias compartidas que ayudan a las personas a entender el funcionamiento organizacional y así darles normas de comportamiento en la organización* (Deshpande & Webster Jr, 1989).
- *Patrones de valores y creencias compartidas en el tiempo que producen las normas de comportamiento que se adoptan en la resolución de problemas* (Cantillo Padrón, 2013).
- *Conjunto de valores, creencias y normas de conducta que guían a los miembros de la organización sobre cómo realizar el trabajo* (Yazici, 2009).

Todas las definiciones tienen en común que la cultura organizacional es un conjunto de normas, escritas o no, que componen la base del comportamiento de una compañía, empresa u organización, y que inspiran tanto sus relaciones internas, como las que mantienen con sus diferentes públicos objetivos, desde los propios usuarios y clientes al resto de la sociedad.

Muchas organizaciones y empresas de todo el mundo utilizan una serie de aspectos como *elementos característicos de la cultura de la organización* como:

- Innovación y asunción de riesgos: Estimulación al trabajador para aceptar y participar en las innovaciones.
- Expectativas de la empresa frente a la actitud preponderante del trabajador hacia la calidad frente a la cantidad.
- Orientación hacia los resultados.
- Orientación hacia las personas.
- Orientación al equipo.
- Competitividad y energía.
- Estabilidad.

Los principales *conceptos que caracterizan a la organización* son: Visión, misión y valores. Con estos conceptos se pretende expresar no sólo la dirección en que se mueve la organización, sino también cuáles son sus aspiraciones y de qué manera se pretenden alcanzar (Pineda Serna, 2009).

Visión

Responde a la pregunta *¿Hacia dónde vamos?* Debe ser motivadora, fácil de imaginar y visualizar, factible, deseada, clara, concreta y de fácil comunicación. Es el sueño o la meta que se quiere alcanzar y para la que se van a movilizar esfuerzos. Guía el desarrollo y la estrategia de la organización y se usa fundamentalmente en el interior de la organización.

Por ejemplo: Garantizar y desarrollar todos los programas iniciados en años anteriores, mejorando progresivamente la atención prestada, con el objeto de garantizar como mínimo los mismos niveles de calidad y capacidad que la recibida en cualquier otro punto del país, pero con el horizonte de que la atención sanitaria de la organización alcance progresivamente un grado que la sitúe entre las mejores de España y Europa.

Misión

Responde a la pregunta *¿Para qué estamos aquí?* Con la misión se explica para qué ha sido creada la organización y para qué trabajan y se esfuerzan sus empleados. Es una realidad duradera de la organización que se mantiene en el tiempo y que es identificable tanto para los clientes internos como los externos. Da el marco contextual para las decisiones y actividades desarrolladas en la organización.

Por ejemplo: Conseguir una organización de servicios sanitarios públicos moderna y de vanguardia, que se caracterice por la innovación y la calidad del servicio global (medicina, enfermería, servicios auxiliares, hostelería), por la precisión en el diagnóstico y tratamiento, por la seguridad, cercanía y agilidad, por confort, por atención personalizada y confidencialidad, por participación de los profesionales y participación social, por el trato y la atención a los proveedores y por la eficiencia en el uso del dinero público.

Valores

Responden a la pregunta *¿En qué creemos?* Los valores son el eje de conducta de empresa u organización y están relacionados con el propósito de la misma. Son una toma de posición en lo que se refiere a las relaciones con su entorno, con su forma de hacer las cosas, cómo trata a sus empleados y cómo éstos se relacionan entre sí y con sus públicos externos. Es lo que conocemos como la *filosofía de la empresa.*

Por ejemplo: Alta capacitación y liderazgo, eficacia y eficiencia, transparencia, participación, compromiso y responsabilidad.

2.2.2. Poder

El *poder* es la facultad para realizar algo o la capacidad de influencia sobre el comportamiento de los demás. Determina las relaciones interpersonales que se establecen en la institución. John French y Bertram Raven (French, Raven, & Cartwright, 1959) definen cinco *categorías de poder:*

- *Poder legítimo o normativo.* Es el poder que se reconoce a la autoridad. El que tiene el individuo por su posición y obligaciones dentro de la organización. Por ejemplo, el director gerente.
- *Poder referente o de referencia.* Poder relacionado con el carisma y habilidades interpersonales de la persona que son las que le confieren su capacidad de influencia.
- *Poder de experto.* Su capacidad de persuasión está basada en sus conocimientos, capacidades y habilidades. Para que tenga capacidad de influencia tiene que ser reconocido por los demás como experto en el área que ejerce.
- *Poder de recompensa.* Utiliza los premios como mecanismo de influencia en los demás.

- *Poder de coacción, coercitivo o de castigo.* Basado en la capacidad en imponer castigos, retirar o negar recompensas. Suele ser el menos efectivo porque provoca emociones negativas en los demás.

Además de estos cinco tipos de poder se han descrito *tres más* que también son importantes:

- *Poder de relación o de conexiones.* La capacidad de influencia se sustenta por la conexión o relación con una persona que tiene un puesto más elevado en la jerarquía de la organización.
- *Poder afectivo.* La persuasión aparece por los lazos afectivos establecidos con esa persona.
- *Poder de información.* La influencia viene determinada por la capacidad de la persona de conocer aspectos importantes de la organización.

Estrategias en el uso del poder

- Razón. Capacidad de razonamiento.
- Amistad. Ser afable, mediante un buen manejo de las relaciones interpersonales.
- Coalición o alianzas.
- Negociación.
- Asertividad.
- Autoridad superior. *Me obedecéis porque soy la supervisora y punto.*
- Sanciones.

La utilización de una u otra estrategia dependerá del cargo que ostente la persona que ejerza el poder, así como del carácter estático o dinámico de la cultura de la organización.

Otros conceptos

- *Autoridad.* Es la capacidad de ordenar la realización de ciertas actividades gracias al puesto que se ostenta, es decir, la capacidad de mandar.
- *Jerarquía.* Grados o niveles de importancia de las personas dentro de la organización.
- *Responsabilidad.* Obligación de rendir cuentas por las acciones realizadas.
- *Delegación.* Transferencia de autoridad entre las personas, pero no de la responsabilidad. La responsabilidad no se delega y siempre será de la persona que delegó la actividad.

- *Rol.* Conjunto de comportamientos y actitudes esperadas de una persona en un esquema organizativo o de un puesto específico de la organización. Una persona puede desarrollar diferentes roles en función del contexto o situación.
- *Estatus.* Consideración que recibe una persona, por parte del grupo al que pertenece, las enfermeras expertas son mejor consideradas por los compañeros. También forma parte del estatus la consideración que otorga la organización a un determinado lugar o puesto en el trabajo.
- *Obediencia.* Realización de lo establecido mediante un mandato, normas o leyes.

3. ETAPAS DE LA ORGANIZACIÓN

La organización es un proceso que se desarrolla a través de diferentes etapas. La primera de ellas es la estructuración que nos da información sobre los elementos que forman la empresa y cómo están distribuidos y coordinados. La sistematización es la normalización de los procedimientos, y por último la instalación que hace referencia a dotación de los recursos necesarios.

Tabla 6.1. *Resumen de las fases de la organización.*

ESTRUCTURACIÓN	SISTEMATIZACIÓN	INSTALACIÓN
Definir estructura Organigrama Departamentalizar	Políticas Normas Protocolos	Plantillas Medios Horarios Turnos

4. ESTRUCTURACIÓN

La estructura de una organización es la composición, disposición y orden en que se sitúan los diferentes elementos de la institución. Comprende actividades de departamentalización y el organigrama.

4.1. Definición de la estructura

La estructura organizativa de una empresa está compuesta por los elementos que la forman, sus características y las relaciones existentes entre ellos. La *estructura organizativa* puede ser formal o informal.

- *Informal.* Está formada por el grupo de amigos o compañeros de trabajo. Está basada en relaciones sociales más que en conceptos de autoridad o poder, pueden surgir líderes espontáneos al margen de una dirección formal. Las líneas de comunicación y de relación están poco definidas y son muy cambiantes.

- *Formal.* Existen funciones definidas, líneas de poder y autoridad establecidas, objetivos planificados y actividades coordinadas. Las líneas de autoridad y división se distinguen claramente. La organización formal se basa en dos *principios:*
  - *Principio de la unidad de objetivo:* Estructura organizativa efectiva si cada individuo contribuye a la consecución de los objetivos de la empresa, para ello, cada uno de los miembros debe conocerlos.
  - *Principio de la eficiencia:* Estructura organizativa eficiente si se obtienen los objetivos planificados con el coste mínimo en recursos humanos y económicos.

4.1.1. Tipos de estructura

Estructura jerárquica

Está basada en la teoría de la burocracia, la autoridad se transmite de arriba hacia debajo de una forma piramidal.

- *Ventajas:*
  - Autoridad y control definidos.
  - Sigue criterios de especialización.
  - Control estricto del personal.
  - La comunicación se transmite con rapidez.
  - Favorece la integración de nuevos trabajadores.
- *Inconvenientes:*
  - Toma de decisiones centralizadas en el líder.
  - Rigidez que dificulta los cambios.
  - Favorece que los trabajadores realicen las actividades con rutina, lo que supone poca implicación personal en la consecución de los objetivos.
  - Existen discrepancias, por ejemplo, entre la dirección médica y de enfermería, por las competencias en la asistencia.
  - Falta de coordinación e integración efectiva entre los diferentes departamentos.

Estructura de staff

Basada en la especialización más que en la autoridad. Sirve de apoyo o asesoría a la institución. No ejerce autoridad ni poder sobre los trabajadores. En enfermería se puede encontrar este tipo de estructura en los grupos de calidad, de formación continuada o de investigación.

Estructura matricial o mixta

Surge de la combinación de las dos anteriores, estructura jerárquica y de staff.

- *Ventajas:*
  - Escasa centralización.
  - Gestión de forma colaborativa.
  - Servicios más autónomos.
  - Toma de decisiones cerca de las actividades.
  - Mayor flexibilidad y capacidad de adaptación a los cambios.
  - Mejora las habilidades interprofesionales.
  - Fomenta un mejor control de los conflictos.
  - Satisfacción del trabajador.
- *Inconvenientes:*
  - Dificultad de coordinación entre los diferentes responsables.
  - Pueden aparecer problemas con los trabajadores en función de la dependencia a una u otra estructura.
  - Conflictos en la transmisión de información.

Estructura horizontal

Es la más frecuente en Estados Unidos. Se caracteriza por la *descentralización*. La cadena de mando establece la jerarquía de autoridad por la que fluye la comunicación en la organización. En el caso de la descentralización, esa toma de decisiones se difunde por todos los niveles de la organización, mientras que en las organizaciones basadas en la centralización esa toma de decisiones se hace en una única dirección que es la vertical, de arriba abajo. La descentralización eleva el ánimo, promueve las relaciones interprofesionales, prepara administradores al permitir al personal administrar, delega autoridad en personal competente, la toma de decisiones es más eficaz y la puesta en práctica es más rápida, lo que la hace más eficiente.

Pueden aparecer problemas de coordinación e implicación del personal.

El papel de los gestores pasa de la jerarquía a ser asesores de la organización, para la dotación de recursos humanos y materiales y para la elaboración y desarrollo de procedimientos. Desaparecen los mandos intermedios y aquellos que persisten tienen una responsabilidad mucho más amplia.

- *Ventajas:*
  - Mayor satisfacción, autonomía, responsabilidad y recursos para los trabajadores.
  - Los usuarios se ven atendidos más personalmente, mejorando los resultados.
  - Ventajas económicas por la redistribución de recursos al retirar mandos intermedios, aparecen lo que se conocen como *hospitales magnéticos.*
- *Inconvenientes:*
  - Es necesario una reorientación del pensamiento del gestor.
  - Incomodidad de las enfermeras ante el aumento de autonomía.

No existe una estructura mejor que otra; Henri Fayol dijo que: *La estructura de una organización será más efectiva y eficiente cuanto mejor refleje las actividades necesarias para alcanzar los fines de la empresa y facilite su coordinación* (Fayol, Henri, 1916).

4.2. Organigrama

Es la representación gráfica de la estructura formal de la empresa. Representa la jerarquía, la autoridad ejercida, los integrantes de la empresa y las relaciones entre sí aportando una visión general de la organización. Las líneas verticales representan la delegación de autoridad y su coordinación, mientras que las líneas horizontales representan la comunicación entre los niveles de autoridad. Existen diferentes *tipos de organigramas.*

4.2.1. Según las organizaciones que represente

Cuando aparece representada una sola empresa se denomina como *microadminsitrativo*, si se representan dos *macroadministrativo* y si aparecen varias empresas se denomina como *mesoadministrativo*.

4.2.2. Según estructura o representación gráfica

Dentro de este grupo están por un lado los *lineales* que pueden ser verticales, horizontales o mixtos y por otro los *circulares* donde la autoridad máxima de la organización se sitúa en el centro.

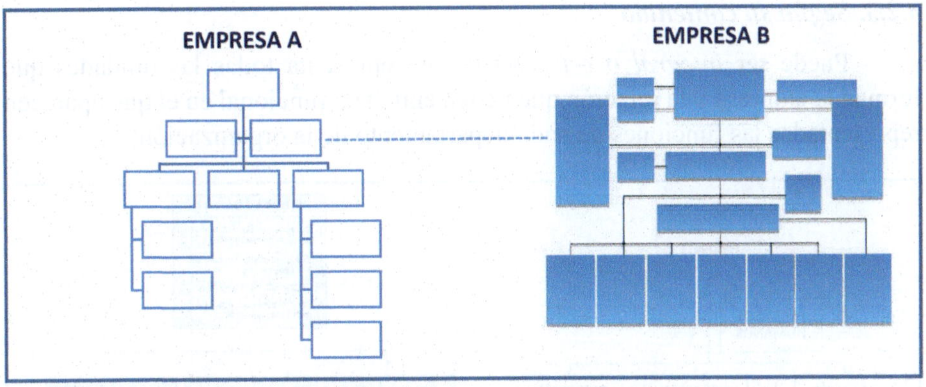

Figura 6.1. *Ejemplo de organigrama macro-administrativo.*

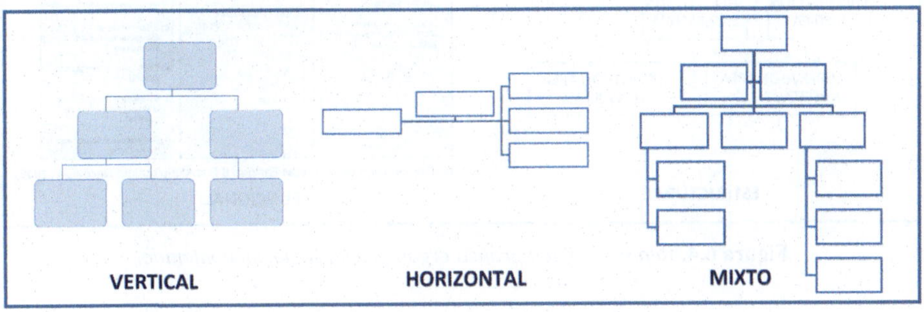

Figura 6.2. *Representación gráfica organigramas lineales. Fuente pixabay.*

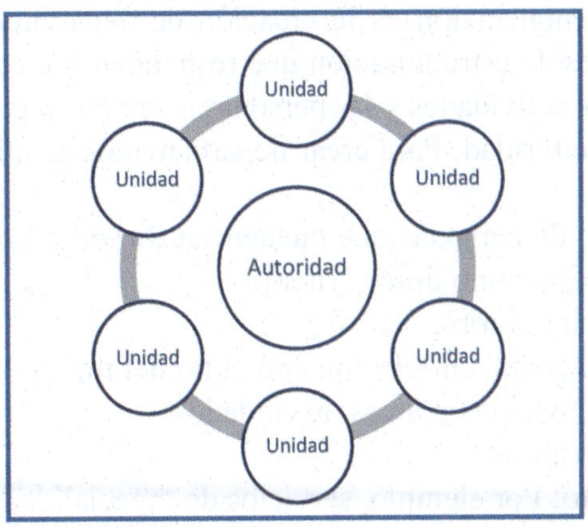

Figura 6.3. *Representación gráfica organigrama circular.*

4.2.3. Según su contenido

Puede ser *integral o estructural* que representa todas las unidades que forman la empresa y la relación que tienen entre sí o funcional en el que aparecen representadas las funciones de cada departamento de la organización.

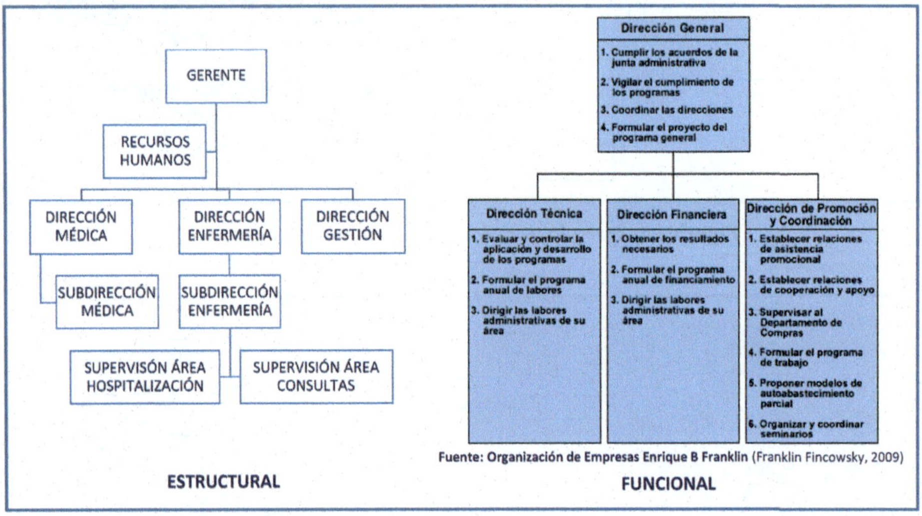

Figura 6.4. *Representación gráfica organigrama según su contenido.*

4.3. Departamentalización

La departamentalización es la creación de departamentos. Los departamentos son unidades de estructuración que responden a diversos criterios y que tratan de agrupar las actividades y las personas sobre las que un determinado responsable ejerce la autoridad. Para crear departamentos se utilizan los siguientes *criterios:*

- Por número de personas que pueden ser dirigidas por un solo responsable. En desuso como único criterio.
- Por tiempo u horario.
- Por área funcional en relación con el fin del trabajo o de la capacitación necesaria. División en áreas de cuidados.
- Por área territorial.
- Por producto: Por ejemplo, servicios de especialidades.
- Por proceso: Por ejemplo, servicios de laboratorio, rayos.

La departamentalización se basa en el principio de división del trabajo, prevaleciendo la especialización en las tareas para conseguir una mayor efectividad. Además de esta forma se facilita el control y la coordinación de las actividades, se asegura la atención continuada y permite reconocer de una manera más rápida y sencilla las condiciones locales y las variaciones que se puedan producir, lo que ayuda a detectar fallos de forma precoz para poder solucionarlos y, además, ayuda a la contención y reducción del gasto.

4.3.1. Departamentos de enfermería

Los departamentos de enfermería están formados por el conjunto de trabajadores jerárquicamente organizados, que disponen de normas propias y tienen como misión prestar cuidados de enfermería. Las *actividades de enfermería* son:

- *Independientes:* Proporcionadas en función de las necesidades del usuario, determinadas por los diagnósticos de enfermería.
- *Interdependientes:* Servicios que presta enfermería dentro de un diagnóstico médico o tratamiento prescrito por otro profesional.
- *Delegadas:* Labores realizadas por las enfermeras siguiendo órdenes médicas.

5. SISTEMATIZACIÓN

La sistematización de una organización se basa en el establecimiento de normas, protocolos, guías de actuación y de procedimientos que indican el modo de trabajo más adecuado para el desarrollo del plan de actuación. Sirve para:

- Dotar a las personas de los medios y de un sistema de trabajo orientado a los objetivos que se quieran alcanzar, de tal forma que las acciones se produzcan de manera uniforme y coherente con los recursos y resultados previstos.
- Utilizar pautas de actuación de demostrada seguridad, eficacia y coste adecuado.

5.1. Normas

Las normas son guías para la acción en una determinada situación. *Pueden ser:*

- *Generales:* Orientadas hacia el funcionamiento de la institución en su conjunto.
- *De cuidados:* Cómo realizar una actividad concreta.

- *De competencia profesional:* Definen las características del comportamiento profesional.

Las normas ayudan a organizar el trabajo ya que marcan pautas de acción conocidas por todos los miembros del equipo, cada uno conoce qué es lo que tiene que hacer y sabe qué es lo que tienen que hacer los demás evitando duplicidades u omisiones en la actividad y sirven para orientar la acción en caso de que existan o aparezcan dudas. Además, permiten fijar niveles de calidad en la ejecución de las actividades. Habitualmente las normas *se elaboran por:*

- Grupos de profesionales: Toman como referencia la práctica excelente basada en la evidencia y la comparan con la práctica habitual para introducir los cambios necesarios. Los cambios propuestos son discutidos por todos los trabajadores que se van a ver implicados en su ejecución, así como por la administración o dirección que debe dotar los medios para implementar la norma en la práctica.
- Asociaciones u organizaciones de carácter profesional.
- Organismos de la Administración Central.
- Instituciones.

La diferencia entre norma y regla es que ésta es una norma obligatoria cuyo incumplimiento conlleva sanción.

5.2. Procesos

Los procesos describen las situaciones por las que se espera que un usuario atraviese durante su permanencia en contacto con la institución. Definiciones de *proceso:*

- Secuencia de actuaciones orientadas a generar un valor añadido sobre una entrada (Costa Estany, 2000).
- El EFQM lo define como: *Organización lógica de personas, materiales, energía, equipos y procedimientos en actividades de trabajo diseñadas para generar un resultado específico* (León, Rivera, & Nariño, 2009).
- Concatenación de las decisiones, actividades y tareas llevadas a cabo por diferentes profesionales en un orden lógico y secuencial para producir un resultado previsible y satisfactorio (Arcelay et al., 2000).

5.3. Protocolo

Es una descripción exacta de los pasos a seguir para desarrollar una actividad o proceso. Tiene que tener una especificación clara de su denominación, las condiciones en que se ejecuta, las características del grupo o persona que va a llevarlo a cabo y la secuencia de pasos a realizar para conseguir desarrollar la acción por completo y conseguir el efecto esperado. Los protocolos son de obligado cumplimiento. Los *pasos* a seguir para la elaboración de un protocolo son:

- Definir actividad.
- Determinar el receptor y condiciones de éste que deben estar presentes.
- Describir al agente que lleva a cabo la acción y las circunstancias que deben estar presentes.
- Describir de forma detallada los medios materiales necesarios y las condiciones exactas que deben reunir.
- Elaborar de forma clara y concreta la secuencia de los pasos que se deben realizar, explicando las posibles precauciones a adoptar para evitar complicaciones o los signos de alarma que indicarían la presencia de reacciones o consecuencias adversas.
- Detallar cuáles son los resultados que se espera conseguir de la actividad y la forma en que se finalizará, incluyendo los datos que deben quedar registrados y la forma en que debe realizarse ese registro.

5.3.1. Condiciones que deben estar presentes en un protocolo

- Debe ser pertinente, necesario por su repercusión en la atención al usuario, coste referido o por la dificultad o complejidad de la realización de la actividad.
- Posibilidad de acceso y discusión.
- Elaboración según la evidencia científica.

5.3.2. Utilidad de los protocolos

- Unifica los criterios de actuación.
- Facilita el trabajo especialmente a los trabajadores de nueva incorporación.
- Disminuye los costes al estandarizar la utilización de medios y tiempo.
- Sistematiza la acción facilitando el registro de las actividades.

5.4. Guías de práctica clínica

Las guías clínicas son recomendaciones sistemáticas basadas en la evidencia científica disponible, para orientar las decisiones de los profesionales y de los pacientes sobre las intervenciones sanitarias más adecuadas y eficientes en el enfoque de un problema específico relacionado con la salud en circuns-

tancias concretas (Institute of Medicine (US), *Committee to Advise the Public Health Service on Clinical Practice Guidelines*, 1990).

Las *guías de práctica clínica* (GPC) son recomendaciones para la acción que surgen generalmente de la revisión sistemática de la bibliografía existente de un tema concreto, la agrupan y analizan aportando un grado de evidencia y recomendación de las intervenciones analizadas. La elaboración de las GPCs es una responsabilidad de las agencias de evaluación de tecnologías médicas y de servicios sanitarios en cooperación con las sociedades profesionales.

Es necesaria la elaboración de GPC cuando existe una amplia variabilidad en la manera de abordar determinadas áreas de práctica clínica, ante problemas de salud de gran impacto social y económico en los que no existe consenso a la hora de abordarlos, cuando la aparición de un nuevo tratamiento puede reducir la morbi-mortalidad de determinadas enfermedades y en circunstancias donde las pruebas diagnósticas o los tratamientos produzcan efectos secundarios o costes innecesarios (Bonfill & Marzo, 2003; Calderón Sandubete et al., 2000).

5.4.1. Objetivos de las guías clínicas

- Mejorar la calidad de la asistencia sanitaria y mejorar la práctica clínica.
- Procurar la idoneidad y la efectividad de la asistencia sanitaria.
- Disminuir la variabilidad en la práctica clínica.
- Procurar la idoneidad en la utilización de los diversos procedimientos diagnósticos y terapéuticos.
- Valorar la mejora del nivel de salud obtenida.
- Educar a los profesionales y a los pacientes ofreciéndoles las mejores evidencias científicas disponibles (Casariego Vales & Costa Ribas, 2021).

5.4.2. Estructura de una guía de práctica clínica

- *Introducción:*
  - Justificación de la guía.
  - Epidemiología de la enfermedad.
  - Objetivos de la guía.
- *Diagnóstico del problema:*
  - Clínica: Síntomas y signos. Enumeración de las pruebas diagnósticas complementarias.
  - Entidades con diagnóstico diferencial.
  - Evaluación epidemiológica de los datos diagnósticos.

- Algoritmo de decisión diagnóstica.
- Definición de caso.
- Valoración económica de la estrategia diagnóstica.

- *Alternativas terapéuticas:*
  - Descripción de las alternativas terapéuticas: Indicaciones y contraindicaciones.
  - Niveles de atención. Competencias.
  - Evaluación económica, indicadores y estándares.
  - Diseño del estudio de evaluación y hoja de recogida de datos.
  - Ciclos evaluativos.
- *Pruebas que requieran desarrollo del consentimiento informado.*
- *Algoritmo asistencial diagnóstico-terapéutico.*
- *Planificación temporal de la atención al enfermo. Vías clínicas.*
- *Evaluación de la guía:*
  - Establecimiento de criterios.
- *Modificaciones introducidas por la guía.*
- *Bibliografía.*
- *Anexo.*

5.4.3. Diferencia entre protocolo y guía

Guía

- No tiene carácter prescriptivo y es flexible.
- Surge de un proceso multidisciplinar sistematizado.
- Combina la evidencia científica y el juicio profesional prevaleciendo la primera frente a la segunda.
- Adapta las recomendaciones de la guía a las características individuales del paciente y al contexto sanitario donde se va a utilizar.
- Busca el consenso general a posteriori.
- Están limitadas a un número reducido de circunstancias clínicas.
- Se acompaña de documentación específica.
- Requiere apoyo institucional.
- Incluyen estrategias precisas de diseminación, actualización y evaluación.

Protocolo

- Es rígido y tiene carácter normativo.

- Surgen de un proceso unidisciplinar y local.
- Prevalece en su elaboración la opinión de los expertos.
- Buscan el consenso a priori de los profesionales que los van a aplicar.
- Admiten gran número de circunstancias clínicas.
- Ámbito de aplicación restringido a sus autores.
- No tienen por qué acompañarse de documentación específica.
- No tienen que incluir estrategias de diseminación, evaluación y actualización.

5.4.4. Evaluación de las guías de práctica clínica. Documento AGREE

Una GPC es una forma de intervención sanitaria que puede afectar a la calidad de vida de los pacientes, por esto, los usuarios de las GPC necesitan tener plena confianza en sus recomendaciones.

Los grupos profesionales y los organismos oficiales deben asegurarse que las guías son buenas antes de aconsejar su uso, por ello es necesario que se conozcan y sepan valorarse sus criterios de calidad.

El *instrumento AGREE* fue publicado en 2003 por un grupo internacional de investigadores que se denominó como *colaboración AGREE*, con el objetivo de elaborar una herramienta que fuera útil para la valoración de la calidad de las GPC. La colaboración AGREE definió la *calidad de las guías* como *la confianza en que los sesgos potenciales del desarrollo de guías han sido resueltos de forma adecuada y en que las recomendaciones son válidas tanto interna como externamente y son aplicables a la práctica* (AGREE Collaboration, 2003).

Al ser una herramienta nueva la colaboración AGREE puntualizó que podrían ser necesarias adaptaciones futuras de la herramienta que permitieran mejorar y ajustar las propiedades métricas del instrumento. Con esta idea alguno de los miembros de la colaboración AGREE forman el consorcio *AGREE Next Steps Consortium* para mejorar la herramienta original desarrollando el *AGREE II* (AGREE, 2009).

AGREE II reemplaza al original como herramienta preferida para evaluar la calidad de las GPC. Tiene como *objetivos* (AGREE, 2009):

- Evaluar la calidad de las guías.
- Proporcionar una estrategia metodológica para el desarrollo de guías.
- Establecer qué información y cómo debe aparecer en las guías.

AGREE II es una herramienta genérica que puede aplicarse en cualquier GPC tanto en formato papel como electrónico. Está compuesto por un manual de usuario y una herramienta de evaluación que está formada por 23 ítems que se agrupan en 6 dominios seguidos de dos ítems de puntuación global. Cada dominio hace referencia a una dimensión única de la calidad de guía. Los *dominios, ítems y descripción* de cada uno de ellos se describen a continuación (AGREE, 2009).

- *Dominio 1. Alcance y objetivo.* Hace referencia al propósito general de la guía, a los aspectos de salud específicos y a la población diana (ítems 1-3).
- *Dominio 2. Participación de los implicados.* Se refiere al grado en el que la guía ha sido elaborada por los implicados o interesados y representa los puntos de vista de los usuarios a los que está destinada (ítems 4-6).
- *Dominio 3. Rigor en la elaboración.* Hace referencia al proceso utilizado para reunir y sintetizar la evidencia, los métodos para formular las recomendaciones y para actualizarlas (ítems 7-14).
- *Dominio 4. Claridad en la presentación.* Tiene que ver con el lenguaje, estructura y formato de la guía (ítems 15-17).
- *Dominio 5. Aplicabilidad.* Hace referencia a las posibles barreras y factores facilitadores para su implantación, estrategias para mejorar su adopción e implicaciones de la aplicación de la guía en los recursos (ítems 18-21).
- *Dominio 6. Independencia editorial.* Tiene que ver con que la formulación de las recomendaciones no esté sesgada por conflictos de intereses (ítems 22-23).

La puntuación global incluye un ítem para la evaluación general de la guía y sobre si debe ser recomendada o no. Consorcio AGREE recomienda que la evaluación se haga al menos por dos evaluadores, pero recomienda que sean 4 para aumentar la fiabilidad de la evaluación. Cada ítem será evaluado con puntuaciones de 1 a 7.

- Puntuación 1. Muy en desacuerdo. Si la información relevante es muy escasa o vaga.
- Puntuación 7. Muy de acuerdo. Cuando la información del ítem es excelente.
- Las puntuaciones de 2 a 6 se asignarán en función del grado de calidad de la información del ítem.

Las puntuaciones de las distintas áreas pueden calcularse sumando todos los puntos de los ítems individuales de un área y estandarizando el total, como porcentaje sobre la máxima puntuación posible de ése área. Las puntaciones de cada uno de los dominios se calculan de forma independiente y no deben ser agregados en una puntuación final.

Ejemplo. 4 evaluadores dan las siguientes puntuaciones a los ítems de alcance y objetivo:

	Ítem 1	Ítem 2	Ítem 3	Total
Evaluador 1	2	3	3	8
Evaluador 2	3	3	4	10
Evaluador 3	2	4	3	9
Evaluador 4	2	3	4	9
Total	9	13	14	36

Máxima puntuación posible = 7 (muy de acuerdo) × 3 (ítems) × 4 (evaluadores) = 84

Mínima puntuación posible = 1 (muy en desacuerdo) × 3 (ítems) × 4 (evaluadores) = 12

La puntuación estandarizada del área será:

$$\frac{\text{Puntuación obtenida} - \text{mínima puntuación posible}}{\text{Max puntuación posible} - \text{mínima puntuación posible}} = \frac{36-12}{84-12} = 0.33 \times 100 = 33\,\%$$

5.5. Vías clínicas

Son planes asistenciales que se aplican a enfermos con una determinada patología, y que presentan un curso clínico predecible (Kitchiner & Bundred, 1998). Las vías clínicas sirven para plasmar todas las actividades que deben realizarse en el transcurso de ingreso de un paciente con una patología concreta. Las actividades recogidas en ella han sido extraídas de las guías de práctica clínica o de los protocolos de las unidades asistenciales donde se realiza la atención. Describen qué, cómo y cuándo va a realizarse cada actividad y además se especifican los objetivos que deben alcanzarse en cada una de ellas. La vía clínica es una herramienta de gestión que facilita la atención sistemática y multidisciplinar del paciente. Pero en ningún caso reemplaza el juicio clínico del profesional (Hofmann, 1993).

Las vías clínicas son útiles para los profesionales porque evitan la duplicidad u omisión de los cuidados, desarrollan cuidados basados en la mejor evidencia posible y facilitan la comunicación entre profesionales, son especialmente útiles para los trabajadores de reciente incorporación en la unidad porque pueden conocer de forma detallada qué tienen que hacer en cada momento. En el caso de los pacientes, las vías clínicas disminuyen la incertidumbre y fomentan su participación porque pueden predecir cuál va a ser el siguiente paso en su proceso de atención, lo que puede favorecer un incremento en la percepción de la calidad asistencial. Desde el punto de vista de los gestores son muy útiles porque permiten anticipar cuáles van a ser los recursos necesarios tanto de material, como de tiempo y humanos permitiendo un mejor control de los costes lo que se traduce en una mayor efectividad y eficiencia. Además, al estar definidos los objetivos a alcanzar en cada paso posibilitan la realización una evaluación continua que permite detectar desviaciones de los estándares definidos previamente y aportar soluciones de una forma precoz. En definitiva, fomentan la estandarización de cuidados y disminuyen la variabilidad de la práctica clínica.

La forma de presentación más común que adoptan las vías clínicas es la de una *matriz temporal*. En las columnas se coloca el tiempo en divisiones por días o incluso horas y la ubicación del enfermo. En las columnas se distribuyen todas las acciones e intervenciones cuidadosamente distribuidas; como por ejemplo, exploraciones, pruebas o analíticas, tratamientos médicos y cuidados de enfermería, medicación, actividad, fisioterapia, dieta, información y apoyo al enfermo y/o familiar, criterios de ingreso o de alta (Romero Simó, Soria Aledo, Ruiz López, Rodríguez Cuéllar, & Aguayo Albasini, 2010)

Los documentos que conlleva una vía clínica son la matriz temporal, hoja de información al enfermo y/o familiar, hojas de verificación, hoja de valoraciones, encuesta de satisfacción del enfermo y/o familiar, indicadores de medición y optativamente la hoja de tratamiento normalizado (Romero Simó et al., 2010).

5.5.1. Objetivos

- Establecer para todos los pacientes independientemente del médico responsable, una secuencia de actuaciones basada en las mejores evidencias disponibles.
- Coordinar a los diferentes profesionales al definir las actividades del día a día en la atención del enfermo y quién es el responsable de realizar cada actividad.
- Informar al paciente y familiares de lo que pueden esperar día a día, así como establecer un compromiso de la institución con su atención y cuidado.
- Constituir una poderosa herramienta educativa para profesionales sanitarios en formación.

- Proporcionar un marco común adecuado para la investigación de la efectividad de las medidas al igualar las condiciones en que se presta la atención hospitalaria.
- Reducir la frecuencia de efectos adversos derivados de la hospitalización e instrumentación.
- Reducir los costes asociados a la estancia hospitalaria e instrumentación (García Caballero, Díez Sebastián, Chamorro Ramos, Navas Acien, & Franco Vidal, 2000).

5.5.2. Evaluación

Es imprescindible realizar la evaluación de la vía clínica. En ella deben participar todos los profesionales del servicio en el que esté implantada. En el caso de que no se llegue a la consecución de los objetivos finales marcados se deberán señalar objetivos intermedios que permitan detectar cuál es el problema o la desviación que imposibilita que se alcancen los estándares u objetivos marcados.

6. INSTALACIÓN

La instalación es la dotación de los *recursos* necesarios para llevar a cabo las intervenciones definidas:

- *Humanos:*
  - Plantilla: Número de personas, número de profesionales por unidad.
  - Descripción del puesto de trabajo: Tipo de personal.
  - Condiciones de trabajo: Horarios para cobertura de turnos.
- *Materiales.* Material fungible e inventariable.
- *Financieros.* Presupuestos/contrato de gestión.

La fase de instalación será desarrollada ampliamente en el capítulo 7 del presente libro.

7. FASE DE INSTALACIÓN. DOTACIÓN DEL PERSONAL DE ENFERMERÍA

1. INTRODUCCIÓN

Dentro de la administración de enfermería una de las cosas más difíciles de determinar es el número de enfermeras que son necesarias por servicio, consulta o departamento. Para poder conocer las enfermeras que son necesarias, lo primero que debe analizarse es el tipo de pacientes que se van a atender en ese contexto y los cuidados que van a requerir. Para ello se desarrollan las categorías de cuidados en función de las necesidades y requerimientos de cuidados enfermeros necesarios durante un tiempo determinado. Los *objetivos de las categorías de cuidados* son (Zarate Grajales, 2004):

- Determinar las necesidades de cuidados.
- Atribuir o distribuir los recursos necesarios: conocer el grado de adecuación.
- Conocer las características de los cuidados.
- Analizar la diferencia entre los cuidados dados y los necesarios.
- Desarrollar procesos de formación en caso necesario.
- Establecer el coste de los cuidados.

2. CLASIFICACIÓN DE PACIENTES

Los estándares de la *Joint Commisison on Acreditation of Heathcare Organitación* (JCAHO, 1989), requieren que los cuidados de enfermería tengan un sistema para determinar las necesidades de cuidados medidos en horas.

Ann Gillies (Gillies, 1994) define los *sistemas de clasificación de los pacientes* como: *un método de agrupación de pacientes de acuerdo con la cantidad y complejidad de los cuidados de enfermería que necesitan estos pacientes.*

Teniendo en cuenta dos *dimensiones,* el tiempo necesario para dar el cuidado y la complejidad de las actividades, se puede:

- Agrupar a los pacientes en categorías o grupos de cuidados.
- Definir el tipo y número de personal.
- Determinar el presupuesto global que genera el paciente.

2.1. Tipos de clasificación de pacientes

- *Por tiempo.* A cada paciente se le asigna un tiempo de cuidado estandarizado dependiendo del tipo de cuidado que necesite, por ejemplo, alimentación o higiene. Es una clasificación fácil de aplicar, aunque sólo sirve para determinar el número de personal necesario. Es útil como complemento de otras. El inconveniente es que no tiene en cuenta la formación o experiencia del personal que va a realizar el cuidado.
- *Por prototipos.* Descripción de las características de cuidados de un paciente típico en relación con un problema o necesidad de salud y agrupación de todos los pacientes semejantes de la institución. Utilizada en hospitales que agrupan a los pacientes por categoría de enfermos, por ejemplo, pacientes de salud mental, pacientes geriátricos, pediatría, maternidad. Esta clasificación da por supuesto que pacientes del mismo grupo requieren cuidados similares.
- *Por actividades.* Agrupa a los usuarios según las actividades a realizar para cada uno de ellos. En la práctica, se confecciona el listado de las acciones enfermeras y a cada paciente se le atribuye lo que necesite. Por ejemplo, pacientes que requieren curas del catéter venoso central o pacientes con oxigenoterapia.
- *Por factores.* Tiempo-cuidados-complejidad. En este modelo se identifican los cuidados necesarios para ese paciente según el modelo de práctica enfermera que se utilice en la institución. A continuación, se define la complejidad de los cuidados estableciéndose grados de dependencia. Cada uno de esos grados de dependencia tiene asignado un tiempo en función de la dedicación necesaria por parte del personal de enfermería (Vallés, Valdavida, Menéndez, & Natal, 2018).

3. SISTEMAS DE CLASIFICACIÓN DE PACIENTES

Existen diferentes sistemas o herramientas para calcular los costes derivados de la atención enfermera. El principal problema al que hay que hacer frente a la hora de imputar y contabilizar tanto cargas de trabajo como costes en enfermería es la existencia del gran número de variables que se ven implicadas en la atención a personas. En el caso de los profesionales de enfermería esto se ve acentuado por el contacto tan estrecho que se mantiene con el usuario. Uno de los hándicaps para el cálculo tanto de las cargas de trabajo como de los costes son los *cuidados invisibles,* que son definidos por Huércanos (Huércanos, 2010) como *un conjunto de intervenciones propias de las enfermeras que tienen que ver con la observación atenta, con la empatía, con el conocimiento y con la experiencia. Son imponderables e intangibles y están altamente centrados en las necesidades de cada paciente.* Son el cuidado en sí mismo. Algunos de los sistemas desarrollado para realizar este cálculo se enuncian a continuación.

3.1. Parrilla de Montesinos

Fue uno de los primeros sistemas de clasificación desarrollados en España por el INSALUD en 1984 (Gutiérrez Martí & Ojeda Avilés, 1984). Es un ejemplo de la *clasificación de pacientes por factores.* Permite calcular el porcentaje de tiempo empleado en ese paciente, en relación con el tiempo total. El listado de cuidados necesarios se presenta en forma de parrilla. La parrilla de Montesinos analiza 16 variables y clasifica a los pacientes por niveles de dependencia. En un principio se establecieron tres *niveles de dependencia* de los pacientes. Nivel 1 paciente autónomo, nivel 2 con dependencia parcial para cubrir algunas necesidades básicas y nivel 3 dependencia total de los cuidados de enfermería para cubrir sus necesidades básicas. Posteriormente se añadió el nivel 4 que se correspondía con pacientes que además de tener una dependencia total para cubrir sus actividades básicas de la vida diaria necesitan observación, medicación y monitorización constante. Serían por ejemplo los pacientes de las unidades de cuidados intensivos. Se analizan 16 variables.

Paciente	1	2	3	4	5	6
Edad						
Alimentación Puede alimentarse solo.................. 1 Con ayuda limitada........................2 Ayuda obligatoria..........................3						
Higiene corporal Se lava solo.............................. 1 Necesita ayuda.............................2 Necesita sustitución.......................3						

Figura 7.1. *Ejemplo de la Parrilla de Montesinos. Basado en Fernández Díez, 2013.*

3.2. Sistema PRN (*Project Research Nursing*)

Es el instrumento de medida de cuidados de enfermería más conocido y utilizado. Fue creado entre 1974 y 1976 en la Universidad de Montreal y ha tenido diferentes revisiones y actualizaciones, la última de ellas en el año 2000. Es el sistema más extendido en Europa (Fernández Díez, 2013).

Su objetivo es medir las cargas de trabajo de enfermería en las diferentes unidades, deduciendo de estas mediciones la cantidad de personal requerido para cubrir las necesidades de cuidados de los pacientes. Permite documentar las diferencias entre el personal enfermero requerido y el que existe realmente en la unidad, por turno de trabajo o por equipo de enfermería.

La medición se realiza de forma individual con cada paciente y por turno de trabajo, tomando como instrumento de medida el plan de cuidados. Se estructura en tres módulos.

Módulo I

Módulo de medida de los cuidados dados y necesarios. Aquí se incluyen las actividades al lado del paciente y tiene en cuenta tanto los cuidados directos, atención a las necesidades del paciente, como los indirectos derivados del diagnóstico médico y tratamiento.

Define *99 actividades* de enfermería que se agrupan en *8 categorías* de cuidado que son: Higiene, movilización, alimentación, eliminación, comunicación, métodos diagnósticos y tratamiento. Para cada una de esas actividades establece diferentes factores que sirven para identificar el nivel de intervención de la enfermera en cada actividad. Algunos de esos *factores* son: Ayuda parcial, ayuda total, número de profesionales necesarios, número de veces que es necesaria la ayuda, enseñar, guiar o dirigir. Algunos de esos factores son excluyentes entre ellos.

Cada factor tiene asignado un valor en puntos que corresponde al tiempo necesario para realizar la actividad durante un período de tiempo concreto (turno o 24 h). Cada punto equivale a 5 minutos. Así, un valor de puntuación elevado refleja una mayor carga de trabajo.

Módulo II

Cuidados relacionados con el paciente pero que no se realizan con él, como por ejemplo elaboración del plan de cuidados, información a la familia, cumplimentar la documentación de la historia clínica, tiempo dedicado a dar la información sobre el paciente en el cambio de turno, tiempo de desplazamiento dentro de la unidad o fuera de ella relacionados con el paciente.

Módulo III

Actividades de enfermería no cuidadoras, en las que se incluyen actividades de mantenimiento de la unidad como petición de material, revisión de las caducidades, y las de administración de la unidad como reuniones o formación de personal nuevo.

La estimación del tiempo invertido en actividades no vinculadas al cuidado implica el cálculo del tiempo de las actividades administrativas, de las actividades de formación y de tiempo improductivo.

El cálculo del tiempo total es una ponderación del tiempo de cuidado directo, de cuidado indirecto y de actividades no vinculadas al cuidado, mediante una fórmula matemática, obteniéndose una puntuación de la carga de trabajo.

Entre sus características hay que destacar que integra la medida de las cargas de trabajo en el proceso de planificación de los cuidados y se puede utilizar en todo tipo de unidades de hospitalización, excepto en aquellas en las que el paciente permanece menos de 24 horas porque la estimación del tiempo de cuidados que necesita un paciente se realiza por períodos de 24 horas.

3.3. Proyecto SIGNO II de enfermería

Como ya se ha explicado con anterioridad el *proyecto SIGNO II* pretende asignar los costes por paciente. En el año 1992 se creó una comisión de profesionales de enfermería para elaborar un instrumento que permitiera conocer las cargas de trabajo de enfermería. El INSALUD en 1995 define el proyecto SIGNO II de enfermería (Cortés & Ortega, 1996) como *un sistema en el que se enumeran de forma exhaustiva y excluyente las acciones de cuidados enfermeros y cada una de ellas se pondera en términos de tiempo.* Se fundamenta en el registro de las actividades de enfermería realizadas durante 24 horas con cada paciente. Consta de *121 acciones* agrupadas en *11 categorías*. El proyecto SIGNO II de enfermería consta de varias *fases* (Brea Rivero & Pérez Polo, 1999; Visiers Jiménez & Morales Catalán, 2010):

- Lo primero que se realiza es la creación de un *catálogo de actividades enfermeras* basado en el modelo de necesidades de Virginia Henderson.
- Establecer una medida de los niveles de dependencia de cada paciente. De esta forma se le asigna un nivel de cuidados a cada paciente en función de su complejidad. Se establecen 4 *grados de dependencia* (Cortés & Ortega, 1996). El nivel I es el nivel de cuidados mínimos, el paciente es independiente para las actividades básicas de la vida diaria y la toma de constantes se hace de forma rutinaria. Nivel II, cuidados medios, el

paciente necesita ayuda para la realización de las actividades básicas de la vida diaria. Nivel III cuidados amplios, existe una gran dependencia de enfermería. Nivel IV cuidados muy amplios que se corresponden con pacientes con una dependencia total.

- Se le asigna un valor a cada una de las actividades enfermeras dependiendo de la complejidad del paciente. Este valor se basa en el tiempo de atención de enfermería necesario con cada paciente.
- Para cada acción se establece su puntuación relativa o su Unidad Relativa de Valor (URV). 1 URV = 1 Minuto.
- Elaboración de planes de cuidados estandarizados para agruparlos según GDR.
- Establecer los costes imputables por acción, paciente o unidad, de acuerdo a criterios de tiempo empleado en la atención, coste de personal de la unidad y coste de material empleado en el cuidado.

Este proyecto se puso en marcha en hospitales como el de Las Palmas Sur, San Pedro de Alcántara o el Hospital Costa del Sol. Llegó incluso a desarrollarse el programa informático que permitía conocer y registrar las actividades de enfermería y que se llamaba *SIGAL*. Actualmente se encuentra en desuso.

3.4. Mapa de cuidados o gestión de casos

Los mapas de cuidados son planes asistenciales que se aplican a los usuarios con una determinada patología que tiene un curso predecible con una atención coordinada. Son una herramienta de coordinación que perite la optimización de la secuencia de actos enfermeros (Remírez Suberbiola, Pereda Arregui, Delgado Aguilar, & Blaya López, 2002). También se conocen como *vías clínicas.*

3.5. Proyecto NIPE

El *proyecto de Normalización de las Intervenciones de la Práctica Enfermera* (NIPE) se enmarca dentro del proyecto de análisis y desarrollo de los *Grupos relacionados con el diagnostico* (GRDs) como se explicó anteriormente. El proyecto NIPE (Rivero Cuadrado et al., 2002) se basa en la idea de que una vez que estén identificadas las actividades por intervención y las actividades por GDR es más sencillo poder imputar el coste de cada una de ellas. Los *objetivos* de este proyecto son:

- Establecer un lenguaje común y una metodología homogénea para describir la práctica de la enfermería.
- Estimar los costes de la enfermería.

- Mejorar la calidad de los cuidados enfermeros.
- Favorecer el desarrollo de sistemas de gestión integrados de las unidades de enfermería, basados en la gestión de los procesos, indicadores y registros.
- Describir los cuidados que la enfermería presta a la población estableciendo su competencia profesional.
- Facilitar el desarrollo de la investigación en enfermería y servir de fuente de información para nuevas líneas de investigación.
- Aportar instrumentos a la enseñanza mediante la unificación de criterios
- Destacar a la enfermería como uno de los elementos de la infraestructura para la calidad sanitaria del Sistema Nacional de Salud.

Desde el punto de vista gestor, este proyecto permite facilitar la planificación y gestión de los equipos de enfermería, evaluar los costes de los cuidados enfermeros y evaluar la efectividad de esos cuidados.

Se desarrollan los *planes de cuidados estandarizados* para cada GDR. La información del paciente se agrupa siguiendo los *patrones funcionales de Marjory Gordon*. Se establece un diagnóstico de enfermería utilizando la *clasificación NANDA* al que se asocia un objetivo utilizando la *clasificación de resultados de enfermería* (NOC) y se eligen las intervenciones que sean necesarias para la consecución del objetivo propuesto utilizando la *clasificación internacional de intervenciones* (NIC).

Los planes de cuidados estandarizados permiten conocer los costes y cargas de trabajo relacionadas únicamente con el proceso de atención enfermero, pero para conocer la totalidad de los costes y cargas de trabajo deben tenerse en cuenta todas las actividades desarrolladas por el personal de enfermería relacionadas con el proceso médico propiamente dicho, pruebas diagnósticas y tratamiento, y las comunes a todo ingreso hospitalario.

3.5.1. Beneficios del uso de los planes de cuidados estandarizados

Para los profesionales de enfermería

- Mostrar la aportación de enfermería al cuidado de la salud.
- Definir los conocimientos enfermeros mediante la creación y manejo de guías de cuidados enfermeros.
- Demostrar frente a terceros la aplicación de la buena praxis (normopraxis).
- Facilitar la toma de decisiones.

- Facilitar la comunicación de los tratamientos enfermeros, dentro de la propia profesión y al resto de profesionales sanitarios.

Para los órganos gestores

- Facilitar la planificación y gestión de equipos de enfermería.
- Evaluar los costes de los cuidados enfermeros.
- Evaluar la eficacia de los cuidados administrados en múltiples situaciones.

Para las instituciones sanitarias

- Impulsar la promoción de enfermería en el ámbito de la política sanitaria.
- Crear nuevas líneas de investigación, al detectarse las posibles carencias.
- Incorporar los principios de calidad total a la gestión de la organización.

Para la enseñanza

- Ayudar a los docentes a crear programas educativos basados en conocimientos de la práctica clínica.
- Facilitar la toma de decisiones a estudiantes y profesionales de reciente formación.

Para la sociedad

- Servir para la comunicación de los cuidados al público.
- Mejorar la calidad de la profesión enfermera creando sistemas que la garanticen.

3.6. Sistema GRASP (*Grace Reynolds Application & Study*)

Desarrollado en 1972. Mide las horas de cuidados necesarios con cada paciente (Subirana Casacuberta & Solà Arnau, 2006). Estos cuidados los *clasifica* como:

- Cuidados directos.
- Cuidados indirectos.
- Educación al paciente.
- Apoyo emocional.

3.7. Sistema *Medicus*

Desarrollado en 1971. Al principio contaba con 180 indicadores que en 1987 se redujeron a 37. Pretende conocer el personal de enfermería necesario para satisfacer las necesidades del paciente en un día. Requiere que se realice la valoración de esas necesidades cada día (Subirana Casacuberta & Solà Arnau, 2006). Agrupa los cuidados enfermeros en las mismas cuatro categorías que el *sistema GRASP* y las 37 necesidades que deben valorarse en el paciente se dividen en tres *categorías* que son:

- Estado del paciente.
- Necesidad de cuidados básicos.
- Intervenciones terapéuticas.

4. MÉTODOS DE DISTRIBUCIÓN DEL TRABAJO EN ENFERMERÍA

- *Atención primaria.* En este nivel de atención es característico el trabajo en equipo, la multidisciplinaridad; trabajo por programas o el trabajo por población. Todos ellos son complementarios.
- *Atención especializada.* Dentro de la atención especializada existen diferentes modelos de trabajo, cada uno de ellos con sus ventajas e inconvenientes.

4.1. Modelos de trabajo en atención especializada

Funcional. Por tareas

- *Ventajas:*
  - Clarificación en la asignación de tareas.
  - Facilita supervisión (órdenes sencillas).
  - Especialización de las enfermeras en tareas concretas.
- *Inconvenientes:*
  - Dificulta la identificación por parte del paciente de la enfermera como responsable de su cuidado integral.

Por casos o pacientes

- *Ventajas:* Mayor atención integral.
- *Inconvenientes:* Distribuir valorando las necesidades.

Por equipo

- *Ventajas:* Cuidado integral por los miembros del equipo.
- *Inconvenientes:*
  - Reconocimiento del estatus del líder del grupo (enfermera).
  - Distribución valorando las necesidades.
  - Necesidad de un número mayor de personal.

5. DOTACIÓN DE PERSONAL

El personal de enfermería lo forman el grupo de trabajadores enmarcados en el departamento o división de enfermería, dentro del cual existen diferentes cualificaciones y situaciones laborales con variedad de estatus jerárquico. Existe diferente *cualificación* en función de la titulación: Enfermera, enfermera especialista, técnico en cuidados auxiliares de enfermería, técnicos de anatomía patológica, técnicos de laboratorio, fisioterapeutas, terapeutas ocupacionales, etc.

5.1. Descripción del puesto de trabajo

Es una especificación por escrito de las tareas a desempeñar, responsabilidades, relaciones organizativas, condiciones del lugar concreto donde se van a desempeñar las tareas en relación con el puesto de trabajo que se va realizar. Esto se conoce como *análisis del puesto de trabajo*. Además se deben especificar los requisitos necesarios para acceder a él, como titulación requerida, experiencia previa, formación complementaria, situación personal o administrativa, etc.

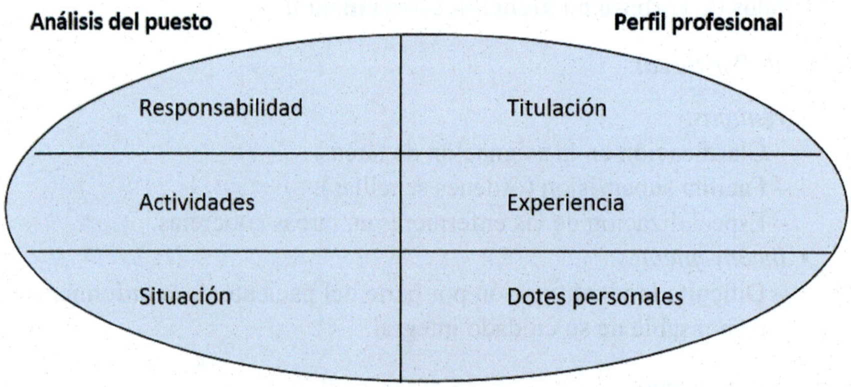

Figura 7.2. *Análisis del puesto.*

La descripción del puesto es útil porque sirve para delimitar responsabilidades de manera general, ayuda en la definición de plantilla, orienta a los nuevos trabajadores y contribuye a disminuir situaciones de conflictividad personal por intrusismo o indefinición de responsabilidades.

5.2. Plantillas de personal

Se definen como la dotación numérica de trabajadores necesarios en una empresa. Para la realización del cálculo del personal de enfermería se deben tener en cuenta diferentes *factores:*

- *Factores del centro:* Filosofía, objetivos y normas generales.
  - Tipo de centro, tamaño y capacidad.
  - Criterios de ocupación y demanda:
    - Porcentaje de ocupación (índice de ocupación).
    - Promedio diario de pacientes atendidos.
    - Grado de dependencia de los pacientes (nivel de cuidados).
    - Complejidad de los cuidados y de los medios técnicos empleados.
  - Diseños arquitectónicos y facilidades de comunicación.
- *Factores referidos a otro personal:* Médicos (incremento de las cargas de enfermería) y asistentes sociales.
- *Factores del propio personal* de enfermería, preparación, experiencia, normas, protocolos y organización.

5.3. Cálculo de la plantilla: Criterio general

En el caso de los centros hospitalarios la dotación de recursos humanos se suele hacer en función del número de camas del centro, teniendo en cuenta los siguientes *criterios* (Fernández Díez, 2013):

- Número de camas.
- Índice de ocupación (Io).
- Tiempos de enfermería (T° Enf).
- Días o periodo calculado (año, meses, etc).
- Jornada laboral diaria.

Una vez conocidos cada uno de ellos para calcular el personal necesario, se aplica la siguiente fórmula

$$\text{Personal necesario} = \frac{\text{Número de camas} \times \text{Io} \times \text{T}^{\circ}\ \text{Enf} \times 365}{\text{Número de horas anuales}}$$

8. DIRECCIÓN Y EVALUACIÓN

1. INTRODUCCIÓN

La *dirección* como fase del proceso administrativo es el hilo conductor entre la organización del trabajo y su ejecución. Para Terry, *la dirección es la función de guiar y de supervisar a los subordinados, orientarlos, darles la información necesaria para que puedan realizar todas las acciones para alcanzar los objetivos y metas propuestas.* (Terry, Franklin, & Irwin, 1980).

Para Fayol, *la dirección general está encargada de conducir a la empresa a su objeto, procurando sacar el mejor partido posible de los recursos de que dispone* y establece como funciones de la dirección las siguientes (Fayol, H., 1972):

- Planificar las actividades de acuerdo con los recursos disponibles y los objetivos de la organización.
- Coordinar e integrar los distintos elementos de la empresa que están bajo su responsabilidad tanto humanos como materiales.
- Crear un buen sistema de comunicaciones.
- Fomentar el desarrollo del personal dentro de la organización mediante programas de formación continua, liderazgo y procesos de ascenso.
- Supervisar y evaluar la actividad y aplicar sanciones y correcciones cuando corresponda.

El factor humano tiene gran relevancia en la dirección, ya que debe tener en cuenta las características personales del que dirige y de a quienes dirige. Para llevar a cabo sus funciones la dirección tiene diferentes *herramientas o instrumentos* (Fayol, H., 1972):

- *Liderazgo.* Implica hacer que las personas realicen sus tareas en grupos formalmente organizados.
- *Motivación.* Hace referencia a crear un ambiente organizativo donde cada persona se pueda realizar individualmente, como persona y como profesional, y coopere para la obtención de metas colectivas. Empujar para la acción, es decir, para la consecución de objetivos.
- *Comunicación.* Contempla que cada persona conozca los fines y las metas comunes en la organización para participar activamente en su consecución. Debe existir buena comunicación ente los iguales y con los superiores.
- *Orientación.* Particularizar el trabajo a las capacidades y competencias individuales, eliminando las trabas para la realización del mismo. Por ejemplo, si en una planta va a realizarse un protocolo, la supervisora conoce que una de las enfermeras sabe inglés y le asigna la realización de la búsqueda bibliográfica en inglés, otra es más extrovertida y se le asigna hacer las llamadas telefónicas, a otra le gusta más la docencia y la potencia en eso.
- *Supervisión.* Se encarga de la coordinación de todos los elementos para maximizar la eficiencia y alcanzar las metas de forma colectiva. Supervisar es más que mandar.

En resumen, dirigir es planificar y realizar las tareas de la forma más eficiente para alcanzar las metas de la organización, en el caso de la sanidad satisfacer las necesidades o problemas de salud, orientando y supervisando para fomentar el desarrollo personal y profesional de los trabajadores.

2. LIDERAZGO

Koontz y Weihrich (Koontz & Weihrich, 2007) definen el *liderazgo* como la capacidad de influir sobre las personas para que intenten con buena disposición y entusiasmo lograr las metas del grupo.

También se define el liderazgo como *la capacidad de una persona para inspirar la confianza y el reconocimiento del grupo por la responsabilidad ejercida* (Jiménez, 2018).

Existen diferencias entre liderazgo y dirección. *Liderazgo* como se acaba de definir tiene que ver con la capacidad e influencia sobre los demás, tiene en cuenta a los demás y los intereses del grupo y trata de unificar la cultura y los valores organizacionales con los valores de los profesionales. Mientras que la *dirección* se encarga de gestionar la misión de la empresa y fomenta las capacidades de los empleados para cumplir los objetivos propuestos.

El *liderazgo* se ocupa de los aspectos de las relaciones humanas y de las personas, mientras que la *dirección* se encarga del cumplimiento del propósito de la organización. Ambos deben estar interrelacionados para alcanzar los fines propuestos. Si la dirección no tiene claro cómo alcanzar los objetivos o el líder no se preocupa de las personas no se van a alcanzar las metas.

2.1. Etapas en el estudio del liderazgo

- *Enfoque del rasgo.* Entre los años treinta y mediados de los cuarenta. Entienden el liderazgo como una capacidad que tienen algunas personas de forma innata.
- *Enfoque de los estilos del liderazgo.* Desde mediados de los cuarenta a finales de los sesenta. Centrados en determinar las conductas propias de los líderes y la relación de dichas conductas con el rendimiento y satisfacción de los subordinados.
- *Enfoques centrados en la interacción entre el liderazgo y las variables situacionales.* Desde finales de los setenta a mediados de los ochenta. La efectividad del liderazgo viene determinada por ciertos aspectos situacionales del entorno en el que el líder realiza su actividad.
- *Enfoque de aproximación al nuevo liderazgo.* Desde mediados de los ochenta. Capacidad motivadora del líder. Retoma el concepto de *carisma*, para intentar explicar el efecto que algunos líderes son capaces de producir en sus subordinados (Estrada Mejía, 2007).

2.2. Teorías del liderazgo

2.2.1. Teorías de los rasgos personales

Basadas en la identificación de las *características* personales presentes en los líderes y en el supuesto de que todo líder debe poseer una serie de condiciones que le capaciten para ejercer el liderazgo, físicas, intelectuales, de personalidad y sociales.

- *Teoría del gran hombre.* La idea de esta teoría es que los líderes nacen, no se hacen, destaca la existencia de cualidades innatas en los líderes como Alejandro Magno. Se desarrolla en los años cuarenta y se plantea como los orígenes del liderazgo, y lo que hace es analizar las características comunes de los hombres más importantes de la historia, pero no es en sí una teoría (Giraldo González & Naranjo Agudelo, 2014).

- *Teoría del líder carismático.* El desarrollo de esta teoría es atribuido a Max Weber (Meléndez-De León, 1997). Destaca la idea de la necesidad de que un líder ejerza su influencia por medio de la implicación emocional, sentimientos de fe, lealtad, confianza y entusiasmo.

2.2.2. Teorías centradas en la conducta del líder

El líder desarrolla conductas que son clave para el liderazgo. El entrenamiento en esas conductas dará lugar a líderes eficaces. La Universidad de Ohio (Daft, 2006) identificó dos *factores* que están presentes en las conductas de los líderes. Estos factores son:

- *Conducta de consideración, orientada hacia las relaciones.* Un líder que es próximo, que practica la escucha activa, preocupado por sus subordinados.
- *Conducta de iniciación de estructura.* Explica los objetivos, aclara cómo deben realizarse las tareas, especifica los plazos para realizarlas y qué se espera de cada uno de los empleados.

2.2.3. Teorías de la interacción entre el liderazgo y las variables situacionales

Estas teorías sostienen que los individuos se convierten en líderes no sólo por sus atributos de personalidad, sino también por varios factores situacionales y por las interacciones entre líderes y miembros de los grupos. El líder no nace, se hace, por lo tanto, las habilidades que tienen los líderes se pueden aprender e implican acción, influencia y movimiento.

Teoría de la contingencia

Desarrollada por Fred Fiedler (Fiedler, 1967) propone que la efectividad del liderazgo es la combinación de *los factores situacionales y las características del líder.*

- *Factores situacionales.* Relación del líder con los demás miembros, estructura de la tarea y poder del puesto.
- *Características del líder.*
  - *Orientado a la tarea.* Un tipo de líder que es útil en las situaciones extremas, aquellas que resultan o muy favorables o muy desfavorables.
    - » Alto grado de control. Buena atmósfera grupal, tarea estructurada, y poder para recompensar.

» Bajo grado de control. Lo contrario de lo anterior.

– *Orientado a las relaciones con sus subordinados.* Útil para las situaciones intermedias.

Fiedler sostiene que la situación debe ser modificada para adaptarse al estilo individual del liderazgo.

Modelo normativo en la toma de decisiones

Desarrollado por Vroom y Yetton en 1973 (Vroom & Yetton, 1973). Intentan crear un modelo normativo que el líder pudiera utilizar para la toma de decisiones. Defienden que ningún tipo de liderazgo es apropiado para todas las situaciones. A diferencia de Fiedler sostienen que son los líderes los que deben adaptarse a las diferentes situaciones que se planteen. Proponen diferentes estilos de liderazgo que se deben utilizar dependiendo de si el conflicto se produce a nivel grupal o individual. Para resolver los conflictos grupales propone los siguientes *estilos:*

- *Autocrático I.* El líder toma la decisión con la información de la que dispone en ese momento.
- *Autocrático II.* El líder consulta a los subordinados para tener más información acerca del problema y después toma la decisión.
- *Consultivo I.* El líder consulta a los subordinados que considere más adecuados para obtener información de forma individual. No hace consultas grupales. Después tomará la decisión que puede reflejar o no lo que le hayan dicho sus subordinados.
- *Consultivo II.* El líder comparte el problema con los subordinados de forma grupal para escuchar sus ideas y sugerencias acerca del problema y después toma la decisión que puede tener o no relación con las sugerencias que le han propuesto.
- *Participativo II.* El líder comparte el problema con los subordinados buscando ideas y sugerencias para solucionarlo, entre todos buscan y evalúan para llegar a un acuerdo sobre la solución al conflicto.

En el caso de los conflictos individuales de los estilos anteriores desaparecen el consultivo II y el participativo II y añade dos *nuevos:*

- *Participativo I.* El líder y la persona afectada comparten información acerca del problema y llegan a una solución mediante el consenso.
- *Delegación.* El líder da toda la información del problema al subordinado y le encomienda la búsqueda de soluciones.

Teoría de la trayectoria meta

Desarrollada por Robert House en 1971 y que posteriormente actualizó en 1996 (House, 1996). Propone que el líder será eficaz en la medida en que sus conductas complementen el entorno laboral de sus subordinados y les ayuden a conseguir sus metas laborales o profesionales. Es decir, el gerente será buen líder si conoce que a alguno de sus empleados le gusta investigar, y potencia eso que le gusta hacer.

El líder más idóneo será aquel que tenga la personalidad y el estilo que mejor se adapte al grupo y a la situación. Ninguno de los estilos de liderazgo es óptimo en todas las circunstancias, ya que es necesario considerar la naturaleza de cada una de ellas.

Tendencias actuales del liderazgo

- *Líder transaccional.* Se basa en un intercambio entre el líder y los subordinados que son recompensados o sancionados en función de la consecución o no de los objetivos planteados. Se centra en la ejecución de las tareas. El líder es sensible a las necesidades o expectativas de los trabajadores que son satisfechas por él cuando se cumplen las metas propuestas. Por ejemplo, el trabajador alcanza los objetivos y la organización le da más días de vacaciones. Existen dos *dimensiones* dentro de este tipo de liderazgo (Almirón Arévalo, Tikhomirova, Trejo Toriz, & García Ramírez, 2015):
  - *Recompensa contingente.* Recompensas o sanciones en relación con el alcance de las metas.
  - *Administración por excepción.* El líder sólo interviene para hacer correcciones.
- *Líder transformacional.* Influye sobre las actitudes, conductas y valores de los empleados integrándolos con la cultura de la organización. Desarrolla el compromiso de los trabajadores con los objetivos y estrategias de la empresa. El líder sirve como guía. Para el *desarrollo de este de liderazgo* es necesario (Bracho Parra & García Guiliany, 2013):
  - *Carisma.* Capacidad de influencia por las emociones que provoca y la identificación con él.
  - *Motivación inspiradora.* Propone retos complicados pero alcanzables y explica la importancia de las tareas y transmite entusiasmo con el logro de los objetivos.

Tabla 8.1. *Resumen teorías liderazgo.*

Aproximación Teórica	Teoría	Autor	Principales aportaciones
Teorías de los rasgos personales	Teoría del gran hombre		Cualidades innatas en los líderes
	Teoría del líder carismático	Max Weber	Capacidad de influencia por sus características personales
Teorías centradas en la conducta del líder		Universidad de Ohio	Dos conductas presentes en los líderes: conducta consideración y de iniciación de estructura
Teorías interacción liderazgo y variables situacionales	Teoría de las contingencias	Fred Fiedler	Factores situacionales + características del líder = efectividad del líder
	Modelo normativo	Vroom y Yetton	El líder debe adaptarse a las situaciones. Distintos tipos de liderazgo
	Teoría de la trayectoria meta	Robert House	El líder más eficaz el que mejor se adapte al grupo y a la situación
Tendencias actuales	Líder transaccional		Recompensas sanciones en función de la consecución de objetivos
	Líder transformacional		Alinea los valores, conductas e intereses de los trabajadores con la cultura organizacional

- *Estimulación intelectual.* Fomenta el desarrollo de una perspectiva diferente de los problemas.
- *Consideración individualizada.* Fomenta, promueve y apoya el desarrollo profesional de sus trabajadores en base al análisis de sus características personales.

2.3. Estilos de liderazgo

El mejor estilo dependerá de la situación, del momento, así como de la madurez del grupo. En muchos casos pueden coexistir varios tipos de liderazgo dependiendo de las diferentes situaciones o de los objetivos que se persigue alcanzar. El tipo de liderazgo que se emplea tiene consecuencias en los subordinados, un buen líder o un liderazgo positivo fomenta mayor implicación de los empleados con la tarea, favorece su desarrollo profesional e incrementa la autoestima, mientras que en el caso contrario puede aparecer estrés, burnout, desmotivación, baja autoestima, que la consecución de los objetivos sea más complicada de alcanzar y que el ambiente laboral no sea favorable. Existen cinco *tipos de liderazgo* más habituales:

2.3.1. Autocrático

El líder es el que tiene el poder para tomar las decisiones sin consultar con los empleados y las comunica como una orden. La línea de poder es clara y explícita, los subordinados siguen las directrices que marca el líder, una frase que resumiría este tipo de liderazgo es *ordeno y mando.* Suele ir asociado a una vigilancia y control constante de las tareas.

Puede ser útil cuando se tienen que tomar decisiones con rapidez, y para aquellos entornos en los que los trabajadores requieren de una supervisión constante para incrementar la productividad.

En este tipo de liderazgo la opinión de los trabajadores no es tenida en cuenta por lo que pueden sentirse infravalorados y por ello existir un menor compromiso con la empresa. Existe muy poca flexibilidad, se siguen las directrices marcadas incluso si éstas dejan de ser eficaces porque las sugerencias de los empleados no son escuchadas.

2.3.2. Consultivo

En este caso el líder ante un problema o conflicto se reúne individualmente con los miembros relevantes del equipo para conocer sus opiniones y sugerencias, pero la decisión sigue siendo exclusiva del líder, a pesar de haber realizado la consulta a sus subordinados, la opinión de éstos no será tenida en cuenta en la decisión final.

2.3.3. Liderazgo participativo

En este estilo de liderazgo la participación de los empleados aumenta. En el caso de tener que enfrentar un problema o tomar una decisión el líder consulta con los empleados, escucha las sugerencias y aportaciones que tienen que hacerle, pero la decisión final le sigue correspondiendo únicamente a él. Las opiniones de los subordinados pueden o no tenerse en cuenta.

Con un líder participativo aumentan los puntos de vista por lo que puede llegarse a soluciones más efectivas, eficientes y creativas. Se fomenta la implicación, compromiso y motivación del grupo. Mejora las relaciones entre los miembros del equipo y de éstos con el líder, mejorando el ambiente de trabajo.

Sin embargo, la imposibilidad de poder llevar a cabo todas las propuestas puede hacer que algunos de los trabajadores puedan sentirme menos valorados cuando no se han seguido sus propuestas. Además, debe tener un buen conocimiento de las características personales de los miembros del equipo para evitar que aquellas personas con estilo de comunicación más agresivo pueden interferir en la participación de otros y evitar que puedan surgir conflictos entre los empleados. Con este estilo de liderazgo el líder tiene un papel relevante para poder gestionar el grupo de una forma positiva.

2.3.4. Liderazgo democrático

Va un paso más allá en la participación del grupo. El líder además de escuchar al grupo, fomentando la participación de todos los miembros, lo implica en la toma de decisiones que se hace por consenso.

Al involucrar el equipo en la toma de decisiones se fomenta el compromiso y la implicación con la empresa. Desde el punto de vista individual los trabajadores se sienten más valorados, motivados y se mejora la productividad.

Al igual que en el caso anterior el líder tiene que tener confianza en sí mismo y habilidades en la gestión de grupos para manejar los conflictos grupales o individuales que puedan surgir.

2.3.5. Laissez-faire

También se conoce como *liderazgo delegativo* y la frase que mejor le define es *dejar hacer*. Se caracteriza por la falta de feedback y de intervención del líder que sólo lo hace cuando es necesario y con el menor control posible. Mantiene buenas relaciones con los subordinados en los que tiene total confianza para el desempeño de la tarea. Este tipo de liderazgo se puede emplear con trabajadores expertos y altamente motivados que no necesitan de la supervisión o vigilancia para ser productivos.

Tabla 8.2. *Resumen estilos de liderazgo.*

Estilo	Líder	Grupo
Autocrático	Toma decisiones en solitario y las comunica como una orden	Obedece órdenes Subordinado
Consultivo	Toma las decisiones en solitario pero trata de convencer	Pregunta al grupo pero sus comentarios no tienen influencia en la decisión
Participativo	Plantea análisis y alternativas, pidiendo opinión al grupo	Puede dar su opinión y tiene capacidad de influir, pero la decisión final es del líder
Democrático	Define y plantea la situación estimulando al grupo para la expresión de ideas	Aporta su visión que es tenida en cuenta para la decisión final que se toma por consenso
Liberal	*Dejar hacer*. Mantiene buenas relaciones con el grupo	El grupo es el que decide. Si el grupo no es maduro aparece ineficacia

Es un tipo de liderazgo que sólo es útil con personas que disfrutan con la total autonomía en el trabajo, que son creativos y que tienen una alta motivación, pero no todas las personas se sienten cómodas en un entorno de trabajo ambiguo, sin algunas normas o directrices claras, por lo que este estilo de liderazgo sólo es útil en entornos muy definidos.

3. MOTIVACIÓN

La motivación se define como la energía, determinación o voluntad que impulsa a la persona a hacer algo. La motivación dentro del proceso administrativo sería aquello que impulsa y dirige a la persona a la desarrollar acciones para la consecución de los objetivos. La motivación en enfermería tiene *influencia* sobre:

- *El trabajo enfermero.* Fomentando el desarrollo del logro, del trabajo en sí mismo.
- *La enfermería dentro de la organización:*
  - Como colectivo, para obtener reconocimiento.
  - Expectativas individuales en el desarrollo del trabajo profesional:
    - » Tomar conciencia del poder de los cuidados que aplica.
    - » Desarrollo de la carrera profesional.
    - » Establecer perfiles a los puestos de trabajo.
    - » Estimular el ascenso en función de la capacitación.

La dirección puede motivar mediante el asesoramiento individual o grupal en el cumplimiento de una función determinada, programas de formación, asignación de expertos de forma temporal en el tema que se necesita, desplazamiento de profesionales a centros de mayor experiencia, participación activa en jornadas de trabajo, congresos, reuniones y con escucha activa por parte del líder.

3.1. Teorías de la motivación

Aunque algunas de las teorías de la motivación han sido explicadas en el capítulo 1 relacionadas con el autor que las desarrolló en las teorías del proceso administrativo, en este apartado se volverá sobre alguna de ellas para que queden enmarcadas dentro de este apartado aquellas más relevantes relacionadas con la motivación.

3.1.1. Jerarquía de las necesidades de Maslow

Es probablemente el autor más conocido en teorías de motivación. Estableció una pirámide de cinco *necesidades* situando en la base las fisiológicas en el vértice las de autorrealización. La motivación nos impulsa a ir ascendiendo en la pirámide cuando las necesidades del nivel inferior están cubiertas.

3.1.2. Teoría ERG de Alderfer

Alderfer desarrolla una modificación de la teoría de Maslow. Propuso que existen tres *necesidades centrales:* Existencia, relación y crecimiento. Además, establece que no es una jerarquía rígida y que no es necesario satisfacer una necesidad de nivel inferior para ascender en la escala. Desarrolla una dimensión que denomina de *frustración-regresión* en la que propone que cuando se frustra la satisfacción de una necesidad mayor, se incrementa el desarrollo de más comportamientos para satisfacer las situadas por debajo (Blandez Ricalde, 2014).

3.1.3. Teoría de las necesidades manifiestas. Henry Murray

Fue el primero en describir que la motivación tiene dos *componentes:* Intensidad y dirección. Propuso que la mayoría de las necesidades son aprendidas y se activan unas u otras dependiendo del entorno. Es un modelo más flexible porque dice que el comportamiento de una persona puede estar condicionado por la satisfacción de varias necesidades, ya que no establece jerarquía entre ellas (Blandez Ricalde, 2014).

3.1.4. Teoría de las necesidades aprendidas de McClelland

Esta teoría postula que la motivación se basa en la emoción ya que ésta aparece cuando se ha producido un cambio en la situación afectiva previa para volver al estado basal si este era valorado como agradable o para cambiarlo en caso de que no lo fuera. Por ello, McClellan dice que las necesidades son aprendidas.

En su teoría enumeró tres *necesidades aprendidas* como fuentes importantes de motivación: Necesidad de logro, de afiliación y de poder (Blandez Ricalde, 2014).

- *Necesidad de logro.* Las personas que tienen una alta necesidad de logro necesitan enfrentarse a metas desafiantes y con una dificultad moderada en la realización de la tarea. Tienen habilidades personales para ponerse retos y les gusta que en el entorno que les rodea sea reconocido su éxito y desempeño. Son personas, generalmente, con un locus de control interno. En el entorno laboral pueden sentirse insatisfechos si no se enfrentan a retos y reciben reconocimiento. Suelen trabajar mejor en solitario.

- *Necesidad de afiliación.* Las personas que puntúan alto en esta necesidad tienen un fuerte deseo de pertenencia a grupos sociales. Suelen estar pendientes de los demás y de las repercusiones que tienen en ellos sus comportamientos para detectar de forma precoz lo que pueda hacer peligrar su pertenencia al grupo. Por ello, se sienten más cómodos en situaciones con una baja incertidumbre y riesgo y en actividades colaborativas.
- *Necesidad de poder.* Una puntuación elevada en esta necesidad es característica de personas a las que les gusta competir y ganar. Valoran mucho el reconocimiento social y tratan de influir en los demás e incluso controlar su comportamiento. Distingue dos tipos de poder: Social, en que se pretende influir en los demás intentando conseguir un compromiso, pero sin supeditación y el poder personal en el que prima el propio beneficio, buscando la sumisión de los demás; este tipo de poder puede llegar a provocar conductas agresivas.

3.1.5. Teoría de motivación-higiene o teoría de los dos factores de Herzberg

Herzberg se entrevistó con trabajadores para conocer qué era lo que les hacía sentirse satisfechos o insatisfechos en el trabajo y cuál era su rendimiento en relación con estos factores. Concluyó que los empleados pueden sentirse satisfechos, pero esto no quiere decir que estén motivados. Teniendo en cuenta los elementos que influyen en el comportamiento de los trabajadores, los agrupó en dos factores, de higiene y de motivación. Los *factores de higiene* se corresponderían con las necesidades básicas de la pirámide de Maslow (fisiológicas y seguridad) y si no están cubiertas generan malestar e insatisfacción en los trabajadores, pero cuando están presentes no son motivadores. Los *factores motivacionales* se corresponderían con las necesidades más elevadas de Maslow como la autorrealización y deben estar presentes para que exista motivación (Herzberg, 1993; Quiroa, 2021).

Factores de higiene

- *Factores económicos.* El salario debe ser proporcional a las tareas realizadas, teniendo en cuenta cantidad, complejidad y calidad del desempeño. Si el trabajador considera que su salario no se corresponde con el trabajo realizado aparecerá insatisfacción.
- *Condiciones laborales.* Hace referencia al entorno laboral. Es necesario que el trabajo se desarrolle en unas instalaciones limpias, seguras, con una temperatura, humedad e iluminación adecuadas.

- *Seguridad laboral.* Que en la empresa haya unas normas claramente establecidas y justas, y que la realización de procedimientos esté claramente definida. También se incluye en este punto la estabilidad laboral tanto en el puesto que se desempeña como en la duración de los contratos.
- *Factores sociales.* Que las relaciones tanto con los iguales como con los superiores o subordinados sean de calidad, afables y basadas en el respeto.
- *Beneficios adicionales.* Como acceso a seguros médicos, ayudas que favorezcan a la familia del trabajador como becas para comedores escolares o actividades extraescolares.

Factores motivacionales

- *Trabajo estimulante.* Que el desempeño de la actividad laboral sea desafiante proponiendo nuevos retos para mantener la motivación.
- *Logro y autorrealización.* Posibilidades de ascenso y de desarrollo pleno de las habilidades personales y profesionales.
- *Reconocimiento.* Sentirse valorados dentro de la empresa, que su esfuerzo y logros sean reconocidos, lo que favorece el incremento de la autoestima y compromiso con la empresa.
- *Responsabilidad.* Un menor control en el desarrollo de las tareas fomentando la autorresponsabilidad de la tarea favorece la autoconfianza.

Tabla 8.3. *Factores de higiene y motivacionales de Herzberg.*

Factores de higiene	Factores motivacionales
Factores económicos	Trabajo estimulante
Condiciones laborales	Logro y autorrealización
Seguridad laboral	Reconocimiento
Factores sociales	Responsabilidad
Beneficios adicionales	

3.1.6. Teoría de la autodeterminación de Edward Deci

En su teoría básica propone la existencia de tres *necesidades* que motivan al individuo, éstas son: Necesidad de ser competente, necesidad de relacionarse y necesidad de autonomía. Deci habla en este caso de auto-motivación, lo que hoy conocemos como *motivación intrínseca*, que es la fuerza interna inherente a la persona para buscar los desafíos, aprender y desarrollar las capacidades propias (Ryan & Deci, 2000).

Pero la motivación intrínseca no es la única que existe, al llegar a la edad adulta y debido en muchas ocasiones a las presiones sociales, las actividades realizadas por una motivación intrínseca, es decir, por la propia actividad en sí, se reducen. Aparece entonces otra motivación que es la que impulsa al individuo a hacer las cosas por el resultado que se espera de ellas, lo que se denomina como *motivación extrínseca* (Ryan & Deci, 2000). La motivación extrínseca puede ser buena para iniciar el desarrollo de una conducta y que la persona se sienta inicialmente motivada, pero no es suficiente para que ésta se mantenga en el tiempo. Para que la motivación y el comportamiento se mantengan en el tiempo es necesario que aparezca motivación intrínseca con la satisfacción de las necesidades de competencia, relación y autonomía.

3.1.7. Teoría de la equidad de Adams

Se basa en la percepción subjetiva del individuo de que el trato recibido o la compensación recibida es justa y está acorde al desempeño realizado en comparación con los demás. Las *dimensiones* de comparación pueden ser: El otro, el sistema o la persona misma.

En general, la equidad motiva, mientras que la inequidad desmotiva, ya sea favorable o desfavorablemente (Campbell & Pritchard, 1976). Así pues, *un aumento salarial o una promoción no tendrán efecto motivador si el trabajador piensa que es injusto en relación con sus compañeros* (Fernández Sánchez & Junquera Cimadevilla, 2010).

3.1.8. Teoría de la expectativa de Vroom

Vroom propone que la motivación de una persona para realizar una acción va a depender de lo que espera alcanzar con ella, la expectativa, y del atractivo, agrado o importancia que le da a ese resultado, es decir, la valencia asignada de forma subjetiva al resultado de la acción (Guirado Aguilera, 2019). La energía, fuerza, que la persona está dispuesta a invertir para lograr la meta propuesta está directamente relacionada con el valor que le da. Estos dos factores son multiplicativos y a ellos se le suma la convicción subjetiva de que se logrará el resultado esperado. Por lo tanto, la motivación podría expresarse de la siguiente fórmula:

$$\text{Motivación} = (\text{fuerza acción} \times \text{valor meta}) + \text{Posibilidad logro}$$

3.1.9. Teoría de la energía psicológica de Argyris

Propone que las personas se desarrollan en un continuo de inmadurez-madurez. Las personas con un grado de madurez elevado son activas, con autoconfianza, independientes y con autocontrol. Las características de las personas inmaduras son la pasividad, inactividad, dependencia y menor capacidad de autocontrol. Esta visión trasladada al entorno organizacional y a los gerentes de la empresa postula que los gerentes que fomentan la madurez de los empleados tendrán mejores resultados (Argyris, 1964).

Cuando hay diferencias entre la dinámica de la organización y la personalidad de los trabajadores aparece insatisfacción de éstos. Los trabajadores maduros que están en un entorno que favorece la pasividad y la dependencia desarrollan conductas de escape como absentismo laboral, de lucha por ejemplo participando en las reivindicaciones sindicales, o adaptándose que es el comportamiento más común con el desarrollo de una conducta de indefensión aprendida, apatía e indiferencia.

3.1.10. Teoría incentivadora o motivacional de Taylor

La visión aportada por Taylor es sencilla, se basa en la idea de que el principal motivador de las personas es el dinero, por lo tanto, si se incentiva el logro de objetivos con recompensas económicas se aumentará la producción (Taylor, 1961).

Tabla 8.4. *Resumen teorías de la motivación.*

Autor	Teoría	Principales aportes
Maslow	Jerarquía de las necesidades	Necesidades ascendentes. Fisiológicas - autorrealización
Alderfer	Teoría ERG	Reduce a tres las de Maslow: Crecimiento, relación y existencia
Murray	Necesidades manifiestas	Intensidad y dirección de la motivación
Mcclelland	Necesidades aprendidas	Tres necesidades: Realización, poder y afiliación
Herzberg	Motivación-higiene	Factores higiénicos y factores motivadores
Deci	Autodeterminación	Tres necesidades. Competencia, relación y autonomía. Motivación intrínseca
Adams	Equidad	Existe motivación si existe justicia en relación con los demás

Autor	Teoría	Principales aportes
Vroom	Expectativa	M = (fuerza motivación × valor meta) + Posibilidad logro
Argyris	De la energía psicológica	Madurez-inmadurez del individuo
Taylor	Incentivadora o motivacional	El pago es la fuente principal de motivación

4. COMUNICACIÓN

La comunicación es la transmisión de información con la comprensión de la misma, no hay comunicación si el receptor no comprende el mensaje que trasmite el emisor. Dentro de la organización existen diferentes *tipos de comunicación* (Blandez Ricalde, 2014):

- *Comunicación ascendente.* La comunicación parte desde los subordinados hacia los superiores para informar del desarrollo de las actividades o trasmitir algún problema. En este tipo de comunicación pueden aparecer sesgos derivados del deseo de transmitir sólo lo que es digno de elogio o de evitar culpabilizar o asumir responsabilidades en caso de que exista algún problema.
- *Comunicación descendente.* Desde los superiores hacia los empleados. Debe ser una comunicación fluida y transparente. Los gerentes van a transmitir, las normas, procedimientos, etc.
- *Comunicación lateral y diagonal.* La comunicación lateral se da entre personas del mismo cargo de diferentes departamentos o dentro del mismo departamento. La comunicación diagonal se da entre personas de distinto rango o que pertenecen a departamentos diferentes.

La comunicación es un proceso clave dentro de la organización y por ello deben diseñarse planes para estructurarla y organizarla, estableciendo entre qué personas o departamentos debe hacerse en relación con la información que debe ser transmitida y si se realizará de forma oral o escrita.

5. ORIENTACIÓN

Es una actividad directiva que consiste en el establecimiento de pautas que ayuden a los trabajadores a mantenerse constantemente actualizados e informados acerca de la mejor manera de realizar las actividades que tienen que desarrollar. Existen diferentes *niveles de orientación* (Blandez Ricalde, 2014):

- *Nivel institucional.* Marca las pautas de actuación con las líneas generales de las prioridades, objetivos y recursos disponibles para reanalizarlas.
- *Nivel intermedio.* Observa y analiza las deficiencias de formación del personal, diseña procesos de formación y actualizaciones dentro de la unidad. Lo desempeña el supervisor de la unidad.
- *Nivel individual.* Se debe realizar una autoevaluación existiendo un compromiso de formación tanto personal como institucional.

En una institución sanitaria, las actividades de orientación se desarrollan por lo general dentro de los servicios o unidades de formación continuada. Estas unidades llevan a cabo varios *tipos de programas:*

- De orientación inicial al trabajador novel.
- De formación continuada en el servicio.
- De formación permanente. Programas de capacitación y desarrollo personal y profesional a nivel general.

6. SUPERVISIÓN

Los *supervisores* o directivos de las organizaciones se encargan de la observación, coordinación y delegación de tareas, pero no delegan las responsabilidades.

- Observación y evaluación permanente del trabajo realizado.
- Coordinación adecuada del personal y de los recursos materiales para desarrollar un cuidado de calidad y mejorar la eficiencia.
- Delegación. Distribuyendo de una forma adecuada las tareas a desarrollar.

7. PROCESO DE TOMA DE DECISIONES

La toma de decisiones es un proceso que surge como consecuencia de la necesidad de resolver un problema. La *estructura de la toma de decisiones* es la siguiente (Díaz Lozada & Díaz Fuentes, 2018):

- *Definición del problema.* Existe un problema siempre que existe un impedimento para alcanzar una meta.
- *Buscar alternativas, contrastación, previsión de consecuencias.* Determinar estrategias, vigilando los aspectos éticos de la toma de decisiones y su repercusión en las personas. Seleccionar herramientas que permitan la toma de decisiones con criterios de efectividad y eficiencia.
- *Diseño de un sistema de evaluación.*

7.1. Estrategias de resolución de problemas

- *Ensayo-error:* Se selecciona una solución por intuición, por experiencia.
- *Proyecto piloto:* Poner en práctica una posible solución con un grupo reducido de personas, con ensayos limitados.
- *Crítica del problema:* Se basa en una observación, lo más objetiva posible del problema. Después del proceso de observación se comparten las opiniones, que deben ser siempre constructivas, acerca del problema y de la solución planeada. Las opiniones se recogen de forma individual. Se puede realizar directamente con las personas implicadas en el contratiempo.
- *Técnicas de creatividad individuales:* Pensamiento lateral, mapa mental, brainwriting, diagrama causa-efecto, pensamiento analógico.
- *Árbol de decisiones:* Modelo gráfico que muestra opciones, resultados y riesgos.
- *Solución de problemas en grupo:* Tormenta de ideas, grupo focal, grupo nominal, técnica Delphi, brainstorming.
- *Análisis de costes y beneficios:* Utilizado en la asignación de recursos.
- *Escenario del peor de los casos:* Se determina todo lo peor que puede ocurrir en la elección de una determinada solución y se selecciona la alternativa de mejor resultado en caso de que todo vaya mal.

8. ESTRATEGIA ENFERMERA EN LA DIRECCIÓN DE SERVICIOS

- *Delimitar campo de actuación:* Aplicación de diagnósticos de enfermería.
- *Sistematización y continuidad de cuidados:* Desarrollo metodológico y sistemas de registro.
- *Promover la idea de servicio y ayuda:* Definición del producto enfermero.
- *Coordinación interprofesional:* Cuidado integral.
- *Programas de formación:* Para actualizar y difundir el conocimiento enfermero apoyados en el desarrollo de la investigación enfermera, permitirá hablar en términos de calidad, coste y efectividad en la atención enfermera en los servicios de salud.

9. CONTROL

El *control* se define como *el proceso que permite observar y registrar el desarrollo de la ejecución de los programas, a fin de mantener una comparación entre lo planificado y lo ejecutado, para aplicar, si fuera necesario, medidas correctoras* (Sánchez Sendra, 2014).

La finalidad más importante de la evaluación es la medición de la consecución de los objetivos, permite comparar los resultados obtenidos con los estándares planteados al principio, e independientemente de si se han alcanzado o no posibilita la introducción de medidas para mejorar en el proceso. Existen diferentes formas de *clasificar los tipos de control* (Sánchez Sendra, 2014).

9.1. Tipos de control

Según el tiempo

- *Previo o inicial.* Utilizado como instrumento previo a las decisiones en la organización. Permite conocer el punto de partida. Valora los riesgos y beneficios que puede tener la medida.
- *Periódico o informativo.* Se realiza en momentos concretos y permite el control regular de la actividad o los resultados. Se fijan periodos en el tiempo para realizar dicha valoración. Por ejemplo, controles trimestrales.
- *Continuo.* Cuando los periodos de evaluación están muy seguidos en el tiempo. Permite detectar las dificultades rápidamente y poder poner las medidas lo antes posible. Un ejemplo serían los controles diarios.
- *Final.* Se realiza cuando se da por finalizada la actividad, plan o programa. Es la suma de todas las evaluaciones realizadas durante el proceso y permite introducir mejoras. Por ejemplo, si en la planta se ha implementado un protocolo de disfagia se puede evaluar si han disminuido los casos de neumonía por aspiración, satisfacción de los pacientes y de los profesionales al trabajar con ese protocolo.

Según la forma

- *Interna.* Realizada por personas o estructuras de la misma empresa. Por ejemplo, cuando el protocolo es evaluado por el departamento de calidad del propio hospital.
- *Externa.* Realizada por personas u organismos de fuera de la empresa.

Según los métodos utilizados

- *Técnicas de evaluación cuantitativa.* Mide aspectos numéricos, objetivables y cuantificables. Es útil en la evaluación de los resultados, utilización de recursos o tiempos empleados, pero no es útil en la evaluación de la percepción. Para que la evaluación sea válida es necesario el uso de datos fiables.

- *Técnicas de evaluación cualitativa.* El objetivo de estas técnicas es conocer la opinión y valoración del grupo de personas vinculadas al proceso: Valoración del profesional y del usuario.

Según el ámbito

- *Ámbito clínico.* Centrado en el usuario o paciente. Por ejemplo, se evalúan los resultados sobre la salud, y si la utilización de procedimientos, guías clínicas y los planes de cuidados han sido útiles en la atención al paciente.
- *Ámbito profesional.* Dirigidos a los profesionales que componen la organización. Por ejemplo, se evalúa si los planes de cuidados, las guías clínicas y la enfermería basada en la evidencia es utilizada por los profesionales. También se evalúa dentro de este ámbito el desarrollo profesional y las competencias de los profesionales.
- *Ámbito de la gestión.* Aquí se engloban todos los niveles organizativos de la empresa. En este ámbito se evalúa, por ejemplo, si la utilización de los procedimientos, planes de cuidados y guías clínicas mejoran la calidad de la asistencia y eficiencia de la atención.

9.2. Requisitos para evaluar

- Determinación del ámbito de evaluación y nivel organizativo que la realiza. Responde a la pregunta *¿Qué se evalúa?*
- Nivel organizativo. Responde a la pregunta *¿Quién evalúa?* Establece quién va a ser el responsable de recoger una información adecuada y de calidad.
- Existencia de programas bien estructurados y definidos para realizar la evaluación. Responde a la pregunta *¿Cómo se evalúa?* Se define qué método es el que se va a emplear para evaluar.
- Colaboración de los evaluados. Participación en la mejora.
- Respeto a las normas éticas.

9.3. Instrumentos de evaluación

- *Observación directa o supervisión.* El control en las unidades de enfermería lo realizan los supervisores. Existe una herramienta para la evaluación que permite medir los indicadores de eficacia, eficiencia, cumplimento y evaluación que se llama *cuadro de mando* (Salgueiro, 2001). El cuadro de mando que permite tener una visión general de la organización y de su rendimiento tanto para a los gestores como a los usuarios (Dávila, 1999; Kaplan & Norton, 2009). Aporta información acerca de si se está trabajando de una forma adecuada para alcanzar los objetivos estratégicos planteados en la organización. Norton y Kaplan en 2009 (Kaplan & Norton, 2009) desarrollan los *cuadros de mando integrales* que divide estos indicadores en cuatros perspectivas:

- *Cliente* ¿Cómo ven los clientes a la organización?
- *Interna de la organización* ¿En qué se puede sobresalir?
- *Innovación y aprendizaje* ¿Cómo se puede continuar mejorando?
- *Financiera* ¿Cómo ven los gestores o inversores a la institución?

• *Evaluación retrospectiva.* Revisión de información existente sobre lo que se va a evaluar. Es útil en epidemiología y en la evaluación previa a la toma de decisiones

- *Auditoría:* Revisión y análisis de los registros escritos de una institución para evaluar la pertinencia de las acciones realizadas, cantidad y calidad de las mismas. Compara los resultados obtenidos con la norma existente y/o con otros centros.

9. CALIDAD SANITARIA Y DE LOS CUIDADOS DE ENFERMERÍA

1. INTRODUCCIÓN

El concepto de *calidad asistencial* ha estado presente desde Florence Nightingale que ya se planteaba cómo mejorar la calidad de los cuidados y para ello elaboraba estadísticas con el fin de valorar aquellas actividades que eran más efectivas para disminuir las tasas de morbi-mortalidad de los soldados de Crimea.

Entre los años 1950 y 1960 aumenta la complejidad de la asistencia sanitaria, esto conlleva un incremento de los costes asociados a ella y aparece un gran interés por su control, pero sin perder de vista las mejoras en la calidad de la asistencia que se presta ni las ventajas que aportan las nuevas tecnologías o los tratamientos más novedosos.

En 1951 se crea la *Comisión para la Acreditación de las Organizaciones Sanitarias* (JCAHCO) por sus siglas en inglés *Joint Commission on Accreditation of Health Care Organizations*. Es un organismo independiente, privado, no gubernamental y sin ánimo de lucro que está formado por médicos, enfermeras y usuarios y que se crea con el objetivo de establecer unas normas de calidad en la actuación de las instituciones y de los profesionales para aquellas organizaciones que quisieran acreditarse en calidad. Se encarga de la evaluación de los centros que lo soliciten y expide una acreditación que certifica una práctica excelente y que tiene prestigio internacional.

En 1966 Avedis Donabedian, que es considerado como el *padre* de la aplicación de la ciencia a la calidad asistencial, publica *La calidad de la atención médica*, que es su primer texto sobre este tema, donde propone la división de la calidad en tres aspectos: Estructura, proceso y resultado (Donabedian, 1966).

Dentro del campo de la enfermería en 1973 la *Asociación de Enfermeras Americanas* (ANA) publica sus normas de calidad para los cuidados de enfermería (Sillis, 2007). En 1982 la *Orden de Enfermeras de Quebec* elaboran el método de evaluación de los cuidados enfermeros (Guerrero Castillo, 2003).

En España las primeras experiencias sobre calidad se desarrollan en Cataluña y Andalucía en 1980 y es ya en la Ley General de Sanidad en 1986 donde aparece por primera vez el concepto de calidad asistencial.

2. DEFINICIÓN DE CALIDAD

La calidad asistencial es un concepto muy amplio y con diferentes matices, por este motivo no existe una única definición. Tres de las *definiciones* más importantes son:

- La propuesta por la OMS: *Calidad asistencial es el nivel de realización de objetivos intrínsecos para mejorar la salud por parte de los sistemas sanitarios y de receptividad a las expectativas legítimas de la población* (World Health Organization, 2000).
- Avedis Donabedian que la define como: *La calidad asistencial es el modelo de asistencia esperado para maximizar el nivel de bienestar del paciente, una vez tenido en asistencial* (Donabedian, 1980).
- El Sistema Nacional de Salud tiene en cuenta la definición de calidad dada por R. Heather Palmer (Palmer, Donabedian, & Povar, 1991) que la define como: *La provisión de servicios accesibles y equitativos con un nivel profesional excelente, optimizando los recursos y logrando la adhesión y la satisfacción del usuario.*

Las tres definiciones anteriores tienen en cuenta una doble perspectiva para definir la calidad, por un lado, hay que conocer todo lo que se oferta o se produce como empresa sanitaria, y por otro, conocer las expectativas de la población a la que va dirigida.

La definición de la calidad de la asistencia sanitaria para los profesionales sanitarios se relaciona sobre todo con el nivel científico-técnico de la atención prestada a los pacientes. Para los usuarios la calidad se relaciona más con el grado de satisfacción percibido y también con la accesibilidad, disponibilidad y cantidad de tratamientos y tecnologías más sofisticadas. Y para la administración la calidad está directamente relacionada con la eficiencia de la atención desde un punto de vista global de la atención.

3. DIMENSIONES DE LA CALIDAD EN SALUD

- *Calidad directa.* Cambios objetivos en el estado de salud de los pacientes que pueden medirse mediante la curación o mejoría.
- *Calidad indirecta.* Elementos que permiten o permitirían tener un mejor estado de salud en la población. Por ejemplo, los conocimientos del personal sanitario o los instrumentos empleados en la atención sanitaria.
- *Calidad percibida.* Tanto por el cliente interno como por el externo. Valoración que hacen de la atención recibida y de las circunstancias que rodean el proceso de atención tanto por parte de los usuarios como de los profesionales sanitarios.
- *Calidad demostrada.* Se mide mediante parámetros previamente establecidos. Por ejemplo, disminución de los casos de neumonía aspirativa después de la implantación de un protocolo de disfagia.

3.1. Concepto de calidad total

El concepto de *calidad total* puede entenderse como la mejora continua de la calidad asistencial, en todas las áreas de la empresa sanitaria; clínicas, administrativas y de apoyo asistencial para asegurar un nivel de excelencia en todos los servicios y la satisfacción tanto del cliente interno como externo.

Deming fue el encargado de diseñar el *Ciclo de mejora continua de la calidad.* Es un sistema estructurado formado por cuatro etapas que se retroalimentan entre sí. Las *etapas* son: Planificar, hacer, evaluar y mejorar. También es conocido como el *ciclo PDCA* por sus siglas en inglés (*Plan, Do Check, Act*).

En el gráfico de la página siguiente se recogen las fases del ciclo de mejora continua y un resumen de las actividades que se realizan en cada una de ellas.

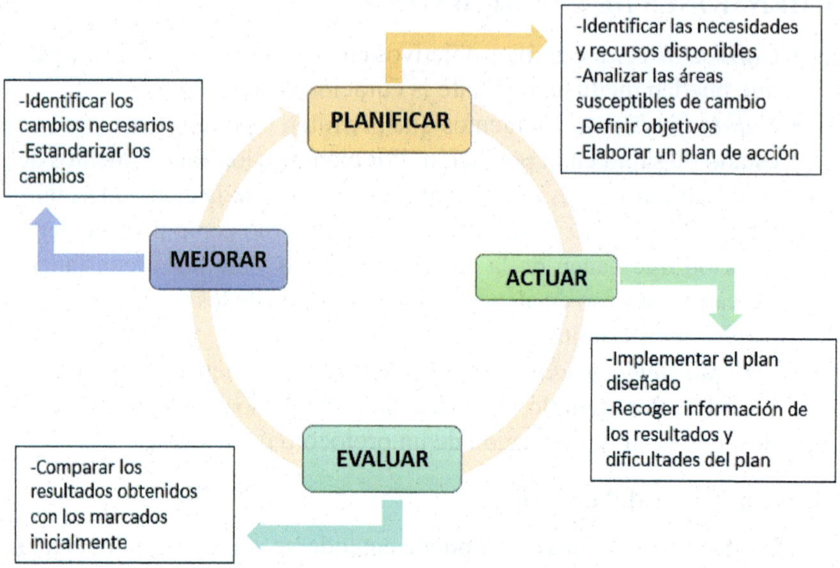

Figura 9.1. *Ciclo de mejora continua de Deming.*

4. COMPONENTES DE LA CALIDAD

Como se ha visto con anterioridad la calidad es un concepto complejo. La calidad es algo dinámico ya que lo que es considerado de calidad cambia a lo largo del tiempo, es relativo porque la calidad no es lo mismo para los profesionales, usuarios o gestores, y es múltiple porque se define a través de diferentes componentes. Además, es un concepto bastante reciente y que ha sido abordado por diferentes autores e instituciones cada uno de los cuales han identificado distintos componentes de la calidad.

Donabedian (Donabedian, 1988) establece como *elementos* componentes de la calidad asistencial los siguientes:

- *Efectividad.* Grado en que se consiguen los objetivos propuestos en condiciones reales. En calidad se utiliza más el concepto de efectividad que el de eficacia porque este último hace referencia a la consecución de esos objetivos, pero en condiciones ideales.
- *Eficiencia.* Grado en el que se alcanza la máxima calidad con los recursos disponibles. Permite evaluar los resultados obtenidos en relación con los costes generados.

- *Mejora de la salud.* Resultados obtenidos en la población.
- *Equidad.* Acceso a los recursos en relación con las características particulares de esa persona, grupo o comunidad.
- *Adecuación.* Hace referencia a la que la atención ofertada sea pertinente o adecuada en relación con las necesidades, deseos y expectativas de los individuos y comunidades a las que van dirigidas los servicios. También se incluye dentro de la adecuación la correcta priorización de las actividades a realizar.
- *Seguridad clínica.* Identificación de los procedimientos diagnósticos y terapéuticos más adecuados para cada paciente, aplicarlos a quien los necesita y hacerlo sin errores. Es un concepto que está estrechamente relacionado con la competencia técnica.

El concepto de *competencia técnica* es definido por primera vez por Maxwell en el año 1992 (Maxwell, 1992) como la capacidad de los profesionales para utilizar de manera adecuada los conocimientos y recursos más avanzados a su alcance con el objetivo de lograr el mayor grado de salud de la población. Nos permite comparar si lo que hay que hacer y la forma de llevarlo a cabo es igual a lo que se está haciendo y cómo se está llevando a cabo. Este mismo autor define otro concepto importante dentro de la calidad asistencial que es la *relevancia* entendida como, el impacto que podría tener una acción en una población teniendo en cuenta sus necesidades y situación concreta.

La *Joint Commission of the Acreditation of Health Care Organizations* (Catalano, 2006) incluye dentro de los componentes de la calidad asistencial los programas de detección precoz y el concepto de *oportunidad* que lo define como *el grado en el que el cuidado es alcanzable por el paciente cuando lo necesita.* Para referirse a esta misma idea propuesta por la JCAHO en algunos contextos se utiliza el termino de *accesibilidad.*

Para finalizar otras instituciones como el Consejo de Europa y el Sistema Británico de Salud (Consejo de Europa, 1998; Department of Health, 1998) incluyen *conceptos* referentes a la experiencia del paciente.

- *Satisfacción.* Grado en el que la atención recibida cumple las expectativas del usuario. También se tiene en cuenta el grado de satisfacción de los profesionales sanitarios, que son considerados como los clientes internos.
- *Aceptabilidad.* Engloba aspectos organizativos, nivel de salud alcanzado y trato recibido.

5. ENFERMERAS Y CALIDAD ASISTENCIAL

Es importante el trabajo enfermero en la calidad de la asistencia sanitaria prestada por una *doble razón:*

- Si los profesionales de enfermería están satisfechos y motivados en su desempeño laboral, esto se traduce en una mayor calidad en la atención individualizada de los pacientes, en la calidad del trabajo autónomo y en el desarrollo de actividades en colaboración e interdependencia con otros profesionales, lo que tendrá como resultado un incremento en la calidad de la asistencia sanitaria de forma general, tanto para los clientes internos como para los externos.
- La repercusión de la calidad del trabajo enfermero en el conjunto de la actividad sanitaria prestada. Existe un elevado porcentaje de actividad enfermera en cualquier institución sanitaria, por ello si los cuidados brindados a este nivel son de una calidad elevada, esto se relacionará con un elevado reconocimiento y prestigio de la institución.

6. ÁMBITOS DE EVALUACIÓN DE LA CALIDAD

Donabedian (Donabedian, 1966) propone el análisis individualizado de cada uno de los elementos que componen la calidad. Estos *elementos*, definidos previamente por él, son la estructura en la que se analizan los medios de los que se disponen, el proceso en el que se evalúan los métodos utilizados y por último el resultado en el que se valora el impacto producido.

- *Análisis de la estructura.* Se analiza tanto la estructura física (medios materiales, medios instrumentales y recursos humanos) como la estructura organizativa (jerarquía, normas, sistemas de formación, recursos económicos), esta última permite conocer las condiciones existentes para que los cuidados sean realizados con calidad. Para su evaluación se compara la estructura existente con otra considerada como buena o excelente de un centro similar siguiendo un cuestionario o protocolo.
- *Análisis de proceso.* Evaluación de las actividades y procedimientos que se realizan en un centro sanitario. Permite conocer la calidad de las actuaciones de los profesionales e implementar correcciones contextualizadas. Para la selección del proceso que debe ser evaluado se pueden utilizar los métodos de consenso (Técnica Delphi y grupo nominal). Se debe seleccionar un proceso que tenga alta prevalencia, que esté bien definido y sistematizado para que todos los profesionales lo realicen de la misma manera y que sea posible su evaluación permitiendo así, conocer

los efectos y la influencia de las actividades que se llevarán a cabo. En la realización del análisis se puede utilizar el método directo (observación de las acciones que se realizan o del proceso en su totalidad), entrevistas y el método retrospectivo (revisión de documentación escrita acerca del proceso como historia clínica o de enfermería). Finalmente, se realiza una comparación entre la realización habitual del proceso y una ejecución excelente mientras se cumplimenta un cuestionario que recoge los datos que serán evaluados.

- *Análisis de los resultados.* Aquí se tiene en cuenta el impacto de la actividad sobre la población. Se realiza un doble análisis, por una parte, se evalúa la satisfacción del usuario con la atención y los servicios recibidos mediante la realización de encuestas, y por otra parte se valora el impacto producido por la intervención realizada en términos de coste-beneficio y coste-utilidad. Para determinar el efecto alcanzado en la población se utilizan *indicadores* definidos por instituciones nacionales o internacionales. Algunos ejemplos serían:
  - *Atención especializada:*
    - » Días de estancia media.
    - » Estancia pre-quirúrgica.
    - » Tasa de reingresos injustificados.
    - » Tasas de mortalidad general y especificas.
    - » Tasas de infecciones.
    - » Altas voluntarias.
  - *Atención primaria:*
    - » Número de consultas médicas y de enfermería.
    - » Tiempo por consulta.
    - » Población atendida.
    - » Población incluida en programas.
  - En enfermería:
    - » Muy utilizados indicadores como por ejemplo número de actividades protocolizadas o seguimiento, utilización y aceptación por los profesionales de esos protocolos o el uso y realización de planes de cuidados. Sin embargo, son muy poco utilizados indicadores relacionados con las mejoras conseguidas derivadas de los cuidados enfermeros.

7. MÉTODOS DE EVALUACIÓN DE LA CALIDAD

Para realizar la evaluación de la calidad se compara la situación o proceso que se quiere analizar con un modelo establecido y definido previamente. Para la elaboración de ese modelo de comparación es necesario definir criterios, estándares e indicadores.

7.1. Criterio

El *criterio* se define como la condición que tiene que cumplirse para que una actividad sea considerada de calidad. Es decir, la meta u objetivo que se pretende alcanzar. Deben estar bien definidos, tienen que ser conocidos y aceptados por todas las personas implicadas en el proceso y tienen que ser medibles con precisión. Los criterios informan del grado de calidad obtenido.

El establecimiento de criterios es necesario para que todos los profesionales implicados en la atención realicen las actividades de la misma manera para que después puedan ser comparadas y evaluadas.

Ejemplo: Reducir las infecciones de orina en los pacientes portadores de sonda vesical.

7.2. Estándar

El *estándar* hace referencia al grado de cumplimento exigible a un criterio y se define como el rango en el que resulta aceptable el nivel de calidad alcanzado. Los estándares pueden hacer referencia a la estructura, al proceso o al resultado.

Tabla 9.1. *Escala de nivel de cumplimiento de estándares ordinales.*

Escala de nivel de cumplimiento estándares ordinales	Nivel	Porcentaje
Cumplimiento sustancial. El área/hospital/centro cumple casi todos los criterios de buena práctica relacionados con el objetivo.	1	80 al 100%
Cumplimiento significativo. El área/hospital/centro cumple la mayoría de los criterios de buena práctica.	2	60 al 79%
Cumplimiento parcial. El área/hospital/centro cumple con algunos de los criterios de buena práctica.	3	41 al 59%
Cumplimiento mínimo. El área/hospital/centro cumple pocos de los criterios de buena práctica.	4	21 al 40%
No cumplimiento. El área/hospital/centro no cumple con los criterios de buena práctica.	5	0 al 20%
No aplicable. El objetivo no es aplicable en el área/hospital/centro.	6	N.A.

Para establecer en qué medida se cumple un estándar, al definirlo, se deben establecer también unos niveles de cumplimiento y cuál de esos niveles es el que se considera como adecuado. La escala más utilizada es la desarrollada por la JCAHO.

Ejemplos

- *Estándar de estructura.* El servicio de admisión es el responsable de la gestión diaria de camas.
- *Estándar de proceso.* Las enfermeras realizan las curas de los catéteres venosos centrales según el protocolo de la unidad.
- *Estándar de resultado.* El paciente recibe el informe de alta de enfermería.

Siguiendo con el ejemplo propuesto de las infecciones de la herida quirúrgica, sería un estándar de resultado y se propondría como estándar que entre el 60-79% de los pacientes portadores de sonda vesical no desarrolle una infección de orina. Si se alcanza el estándar propuesto se considera que las actividades que se están desarrollando para reducir las infecciones de orina en estos pacientes son de calidad.

7.3. Indicadores

El *indicador* es el instrumento de medida que permite determinar si se ha alcanzado el objetivo propuesto. Se construyen de forma teórica y están formados por diferentes variables. No son una medida directa de la calidad. Los indicadores deben reunir una serie de *características* (López Pardo & Alonso Galbán, 2011):

- Disponer de la información necesaria para su cálculo.
- Tener una cobertura amplia.
- Ser comprensible y estar definido de forma clara y concisa para que no pueda ser interpretado de una manera diferente por distintas personas.
- Ser sencillo de calcular.
- Tener validez de aspecto. Que mida lo que se pretende medir, se relaciona con la exactitud.
- Poseer validez de contenido. Que mida todos los aspectos del concepto que se quiere medir.
- Ser fiable. Que se obtengan los mismos resultados si se aplica el indicador en diferentes ocasiones o por diferentes personas en unas circunstancias similares. Se relaciona con la precisión.

- Ser altamente sensible. Que permita identificar los cambios que se produzcan en la situación que mide.
- Ser altamente específico. Que se modifique sólo cuando aparezcan cambios en la situación que evalúa.
- Mantener coherencia con el marco conceptual.
- Permitir la toma de decisiones.

7.3.1. Tipos de indicadores

- *Indicador centinela.* Mide un proceso o resultado grave, indeseable y a menudo evitable. Por ejemplo: Paciente que ha sufrido una reacción anafiláctica por un error en la administración de la medicación.
- *Tasa o índices.* Miden situaciones para las cuales está permitida la ocurrencia de un número de casos. Miden aspectos de la actuación sanitaria que requieren una valoración posterior siempre que exista una tendencia desfavorable en el tiempo. Utiliza como numerador el número de casos y como denominador la población en riesgo. Por ejemplo: Aumento de infecciones nosocomiales en una unidad.
- *Indicadores de estructura.* Miden la calidad del marco en el que se desarrolla la actividad asistencial. Normas, protocolos, registros, personal (tipo y distribución).
- *Indicadores de proceso.* Miden de forma directa o indirecta la calidad de las actividades llevadas a cabo durante la atención al paciente. Tipo de pacientes atendidos, técnicas realizadas, cuidados específicos.
- *Indicadores de resultados.* Orientan sobre la evolución y cumplimento de los objetivos propuestos. Beneficios producidos por la aplicación de cuidados, opinión de los usuarios.
- *Indicador dicotómico.* La condición que se pretende medir se cumple o no se cumple. En los indicadores dicotómicos, se describen los requisitos que han de reunirse para que se cumpla o no la condición que se evalúa.
- *Indicador ordinal.* En estos casos, el evaluador (coordinador de calidad). aplica una escala cualitativa, señalando en qué nivel se encuentra. Dicha escala se basa en la utilizada por la *Joint Cornission on Accreditation of Healthcare Organizations* en la evaluación de sus estándares. Se toman como referencia los criterios de buenas prácticas.

7.3.2. ¿Cómo se elabora un indicador?

Para elaborar y definir un indicador se deben tener en cuenta los *puntos* que se enumeran a continuación:

- Definir qué queremos medir.
- Identificar el tipo de indicador que se debe utilizar.
- Razonar su utilidad.
- Fijar la población de estudio.
- Elaborar la fórmula para su cálculo o la escala de medida para objetivarlo.
- Explicar las variables de la fórmula o la escala empleada.

Ejemplo

- *Criterio.* Disminuir en un 5% las infecciones de orina en los pacientes portadores de sonda vesical en el año 2022.
- *Estándar.* Entre el 60-79% de los pacientes con sonda vesical no tendrá infecciones de orina.
- *Indicador.* Infección de orina en pacientes sondados.
- *Tipo de indicador.* Indicador de resultado.
- *Cálculo del indicador.* Pacientes con infección de orina/pacientes con sonda vesical.

8. EVALUACIÓN DE LA CALIDAD EN LOS ENTORNOS SANITARIOS

En el proceso de evaluación de los centros sanitarios los modelos más frecuentemente utilizados son el de acreditación o normas ISO y el modelo EFQM, ambos son modelos industriales que han pasado a usarse en la evaluación de la calidad asistencial.

8.1. Acreditación de la calidad. Normas ISO

Carrasco en 1993 en el *Manual práctico de acreditación de hospitales* (Carrasco, A., González, E., Ibáñez, M., Mata, F., Ruiz, M., Tejedor, J., & Zancajo, 1993), definió la *acreditación* como: *el proceso por el cual un centro sanitario se somete con carácter voluntario a un procedimiento de verificación externo, en orden a evaluar su grado de cumplimiento de criterios y estándares previamente establecidos por un órgano independiente, que a la vista de los resultados obtenidos emitirá finalmente el dictamen correspondiente.*

Las *normas ISO 9000* (Cortés Sánchez, 2017) son un conjunto de normas y directrices internacionales para la gestión de la calidad. Desde el año 2002 la norma ISO 9001, que pertenece al grupo de las normas ISO 9000, se ha convertido en un referente de calidad a nivel internacional. La norma ISO 9001 establece una serie de requisitos que deben cumplir las organizaciones y que les permite demostrar su nivel de calidad. El objetivo es realizar procesos, técnicas y productos de una calidad elevada y similar, siguiendo unas normas establecidas por comités técnicos internacionales. Participan en su elaboración y proceso de acreditación entidades de cada país, en España es AENOR la encargada de realizar el proceso.

8.2. Modelo EFQM

El Modelo EFQM nació en 1991 para introducir en Europa la *Gestión de la calidad total.* Constituye un marco de trabajo, no prescriptivo que pretende difundir la cultura de la excelencia en las empresas europeas. Este modelo de excelencia es un modelo práctico que sirve como guía a las organizaciones para establecer un sistema de gestión apropiado. Permite conocer en qué punto se encuentran dentro del camino a la excelencia, identificar las posibles carencias y establecer propuestas de mejora.

El modelo EFQM más conocido es el desarrollado en el año 1991, pero este modelo es revisado periódicamente por sus creadores y en el año 2019 se han introducido algunas modificaciones. Para poder entender los cambios que se han producido en el modelo EFQM en la última actualización se analizará previamente el modelo anterior y que sigue vigente en muchas organizaciones sanitarias.

8.2.1. Modelo previo EFQM

El modelo EFQM fue desarrollado en 1991 por 300 expertos de toda Europa. Este modelo se basa en la *excelencia de los resultados* que se define como *la realización de prácticas sobresalientes en la gestión de la organización que se basan en la aplicación de ocho conceptos fundamentales de excelencia* (Ferrando Sánchez & Granero Castro, 2005):

- Orientación hacia los resultados.
- Orientación al cliente.
- Liderazgo y coherencia en los objetivos.
- Gestión por procesos y hechos.
- Desarrollo e implicación de las personas.
- Aprendizaje, Innovación y mejora continuos.
- Desarrollo de alianzas.
- Responsabilidad social.

El modelo explicado de una forma muy resumida sería el siguiente. El desarrollo de las organizaciones está basado, por un lado, en las personas, y para alcanzar el logro de los objetivos empresariales se debe tener en cuenta que las *personas que forman la organización:*

- Quieran hacerlo. En esta fase tiene mucha importancia el liderazgo, porque es el líder el encargado de motivar, orientar y formar.
- Sepan qué/porqué hacerlo. Esto tiene relación con la política y estrategia y va dirigido a mejorar la calidad de la asistencia.
- Hay quien lo haga: Personas.
- Dispongan de los medios: Recursos.
- Sepan cómo hacerlo. El proceso y el método debe ser conocido por todos.

Y por otro en la consecución de las metas propuestas. Para evaluar si los objetivos se han alcanzado o no se deben *medir los resultados obtenidos* en:

- Usuarios. Resultados en los clientes.
- Profesionales. Resultados en las personas.
- Sociedad. Resultados en la sociedad.
- Propia organización. Resultados clave.

El modelo EFQM no es prescriptivo, es decir, no dice que es lo que hay que hacer o cómo hacerlo, sino que es una herramienta que trata de servir de guía para las organizaciones. Se organiza en *9 criterios* que se representan en forma de *cajas*. Cinco de esos criterios se dominan como *agentes facilitadores* que indican cómo debe actuar una organización cuya gestión está basada en la calidad total, reflejan lo que la organización hace. Los otros cuatro criterios son los de *resultados* y muestran lo que la organización está logrando. Cada criterio se divide en diferentes *subcriterios*, el modelo tiene 32 subcriterios. A su vez, estos subcriterios se fraccionan en áreas a abordar cuya finalidad es la de aclarar el significado del subcriterio aportando ejemplos.

El modelo de excelencia está basado en la *autoevaluación de la organización* con la finalidad de desarrollar planes de mejora continua.

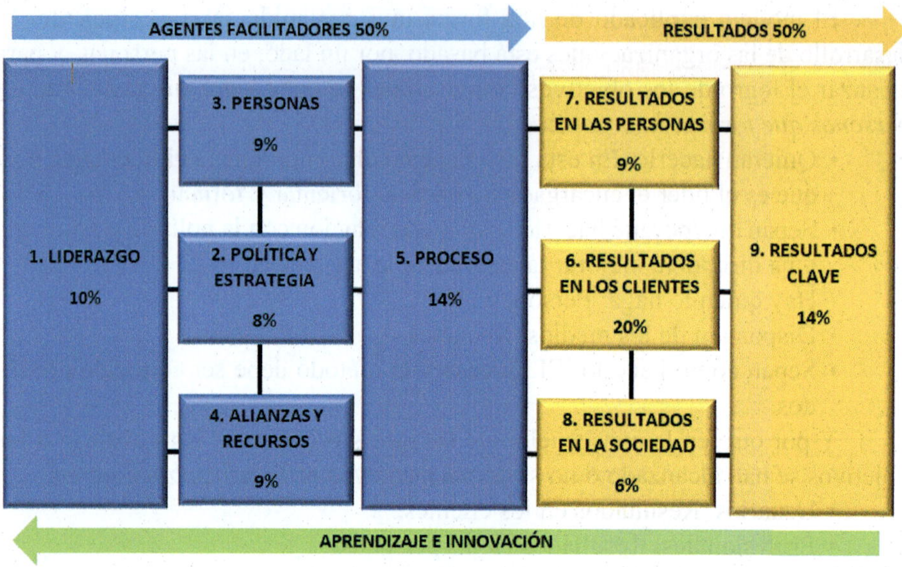

Figura 9.2. *Estructura del Modelo EFQM. Basada en Maderuelo Fernández, 2002.*

- *Agentes facilitadores* (Ferrando Sánchez & Granero Castro, 2005; Maderuelo Fernández, 2002):
  - *Liderazgo.* Forma en que el equipo directivo desarrolla y facilita que se alcance la misión. Aquí se analiza cómo motiva el líder, cómo pacta los objetivos, qué criterios utiliza para organizar la plantilla o como realiza la orientación.
  - *Estrategia.* Cómo los directivos implantan la misión y visión de la institución: Planes, objetivos, metas y procesos relevantes. Analiza si la organización facilita o dificulta el alcance tanto de la misión como de la visión. Por ejemplo, si el hospital facilita a los trabajadores ir a los cursos, si existen programas de formación continuada y si se realizan o no sesiones clínicas.
  - *Recursos humanos.* Desarrollo del potencial de las personas de la organización, involucradas en el proceso. Por ejemplo, potenciar la investigación o la docencia en aquellos profesionales que manifiesten interés en ello.

– *Alianzas y recursos.* Cómo planifica y gestiona la organización a sus colaboradores externos y sus propios recursos. Comunicación entre los profesionales de los diferentes servicios, coordinación entre ellos y relaciones con otras instituciones o niveles asistenciales por ejemplo con las residencias geriátricas o con atención primaria.
– *Procesos.* Cómo los profesionales diseñan, gestionan y mejoran las actividades implementadas en la organización. Por ejemplo, si se dispone de protocolos y son utilizados en la atención sanitaria, uso de vías clínicas o guías clínicas y si los profesionales trasladan al equipo directivo propuestas de mejora de las herramientas que ya se están utilizando y la elaboración de otras nuevas.

• *Resultados:*
– *Satisfacción del personal.* Logros de la organización con las personas que la integran, por ejemplo, formación o reconocimiento.
– *Satisfacción del cliente.* Logros de la organización en relación a las expectativas y necesidades de los clientes o pacientes.
– *Impacto en la sociedad.* Resultados a nivel local, nacional o internacional.
– *Resultados clave.* Los que consigue la organización con su rendimiento final planificado. Por ejemplo, disminución de la lista de espera.

El EFQM utiliza el *sistema REDER* como herramienta para determinar el rendimiento de la organización, para ello asigna a cada criterio una puntuación máxima que puede alcanzar. Al modelo en su totalidad se le asigna un total de 1.000 puntos que se reparten entre cada uno de los criterios en función del peso que tiene dentro del modelo. Aunque la obtención de una puntuación concreta no es lo más importante dentro del EFQM, esto permite la comparación con otras instituciones y dentro de la misma organización para ver la evolución a lo largo del tiempo. El sistema REDER sigue un esquema lógico que se basa en cuatro *elementos* (Maderuelo Fernández, 2002):

• *Resultados.* Hace referencia al grado de consecución de los objetivos previstos en la etapa de planificación. Además, permite conocer cuál es la evolución de los resultados a lo largo del tiempo.
• *Enfoque.* Permite conocer si las intervenciones realizadas satisfacen las necesidades de los grupos a los que van dirigidas. Apoya a la política y la estrategia.

- *Despliegue.* Analiza las acciones llevadas a cabo por la organización para ejecutar lo propuesto inicialmente. Tiene en cuenta el grado de implementación y de qué forma se ha hecho.
- *Evaluación y revisión.* Valora las actividades de evaluación, la periodicidad de las mismas y la elaboración de estrategias de mejora a partir de los resultados obtenidos.

8.2.2. Actualización 2019 del Modelo EFQM

Esta actualización está desarrollada por 2000 profesionales organizados en diferentes grupos de trabajo. Algunas de las *novedades* que incluye el modelo son:

- Se elimina el concepto de organizaciones excelentes para sustituirlo por el de *organizaciones sobresalientes*, para hacer hincapié en la idea de que las organizaciones deben trabajar en una mejora continua y desarrollar su actividad con la mayor calidad posible. Desaparecen por tanto los ocho conceptos fundamentales de la excelencia, porque este concepto es algo transversal en todo el modelo, aunque apenas se haga referencia a él de forma específica.
- El contexto de la organización definido en el anterior modelo, ahora es sustituido por el *concepto de ecosistema*, para resaltar el hecho de que la organización no opera sola, sino que forma parte de un contexto con una condiciones económicas, sociales y ambientales que tienen que ser atendidas y cuidadas.

Tabla 9.2. *Diferencias modelos EFQM.*

MODELO EFQM 1991	MODELO EFQM 2019
9 criterios	7 criterios
32 subcriterios	23 subcriterios + 2 criterios de resultados
119 puntos de guía	112 puntos de guía
8 Conceptos fundamentales de la excelencia	Los conceptos fundamentales de la excelencia se integran en el modelo
Contexto de la organización	Ecosistema

En cuanto a la *estructura*, a diferencia de la versión anterior, en esta sólo aparecen tres bloques, en cada uno de los cuales podemos encontrar diferentes criterios. El hilo conductor de este modelo es mostrar la conexión que existe dentro de las organizaciones entre el propósito que persiguen alcanzar y la estrategia empleada para ello. En la versión actualizada en 2019 y publicada en su página (Club de excelencia en gestión, 2019), la estructura del modelo es la siguiente:

Bloque 1. Dirección. Fija el rumbo de la organización

- *Criterio 1. Propósito, visión y estrategia*
  - Propósito: Explica porqué su actividad es importante, establece las bases y desarrolla un marco de referencia.
  - Visión: Describe los objetivos a largo plazo y sirve de guía para implantar las estrategias.
  - Estrategia: Describe cómo se va a alcanzar el propósito y detalla el plan de acción.
- *Criterio 2. Cultura de la organización y liderazgo*
  - Cultura de la organización: Conjunto específico de normas y valores que comparten los miembros de la organización y que influyen en cómo se comportan entre ellos y con los clientes externos.
  - Liderazgo: Hace referencia a la organización en su conjunto y no a individuos concretos. La organización como líder y referente en su campo de actuación.

Bloque 2. Ejecución. Puesta en marcha del plan de acción

- *Criterio 3. Implicar a los grupos de interés.* Identificar sus necesidades y expectativas e involucrarles en el desarrollo de la estrategia reconociendo sus aportaciones para poder construir una relación basada en la confianza, transparencia, responsabilidad y comportamiento ético.
- *Criterio 4. Crear valor sostenible.* La organización debe mantener los resultados que se esperan de ella en el tiempo y debe mantener un feedback con los clientes tanto internos como externos para poder mejorar o adaptar sus productos, soluciones o servicios.
- *Criterio 5. Gestionar el funcionamiento y la transformación.* Para mantener sus resultados la organización debe coordinar el funcionamiento actual y manejar el funcionamiento de la transformación, es decir, adaptarse e integrar los cambios que se producen constantemente.

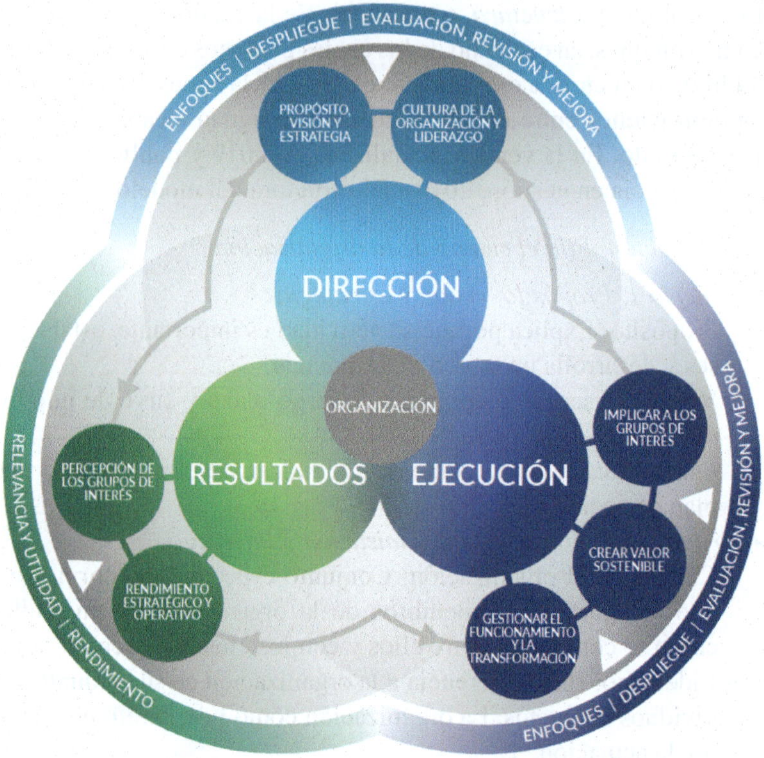

Figura 9.3. *Estructura del modelo EFQM 2019.*
Fuente: Club de Excelencia en Gestión. Disponible en: http://clubexcelencia.org

Bloque 3. Resultados

- *Criterio 6. Percepción de los grupos de interés.* Basado en la retroalimentación acerca de las percepciones de los clientes internos y externos después de entrar en contacto con la organización.
- *Criterio 7. Rendimiento estratégico y operativo.* Se centra en los resultados ligados al rendimiento. Por un lado, su capacidad para alcanzar el objetivo que se había propuesto, ejecutar su estrategia y crear un valor sostenible. Y, por otro lado, su preparación para afrontar el futuro.

La actualización del modelo sigue manteniendo la herramienta REDER para la evaluación de las organizaciones que utilizan el EFQM para poder compararse con otras organizaciones o con ellas mismas en diferentes momentos temporales. Se mantiene la *puntuación* máxima de 1.000 puntos que se distribuyen de la siguiente manera:

- *Bloque 1.* Los dos criterios que componen el bloque tienen una puntuación máxima asignada de 100 puntos.
- *Bloque 2.* Los criterios 3 y 5 tienen asignado un valor de 100 puntos, mientras que al 4 se le asignan 200 puntos.
- *Bloque 3.* Los dos criterios que componen el bloque tienen una puntuación de 200 puntos.

8.3. Auditorías

Las auditorias son un proceso de evaluación minuciosa de una organización que permite conocer sus características, fortalezas y debilidades. Pueden realizarse de forma prospectiva o retrospectiva que es lo más habitual. Dependiendo de quien la realice o lo que se vaya a analizar en la organización se pueden clasificar de diferentes formas.

- *Según quién la realice*
  - *Interna.* Realizada por miembros de la propia organización para detectar y analizar las debilidades y puntos de mejora. El método específico para la evaluación de la calidad interna en enfermería es el *MAQSI (Método de Evaluación de la Calidad de los Cuidados Enfermeros*).
  - *Externa.* Realizada por personas externas a la organización.
- *Según su naturaleza*
  - *De calidad.* Para evaluar si en la empresa se está cumpliendo el sistema o las normas de calidad implementadas. Proceso de acreditación por la norma ISO.
  - *De gestión.* Evalúa la eficiencia de la organización analizando si se cumplen los objetivos de rentabilidad planteados.
  - *Operativa o de proceso.* Analiza si se está haciendo un uso correcto de los recursos disponibles y si los procedimientos se están realizando de la forma adecuada.

8.4. *Benchmarking*

Este concepto tiene sus orígenes en la topografía, el *benchmark* es una marca que hacen los topógrafos en las piedras o en los postes para comparar niveles (Gisbert Soler & Raissouni, 2014). El *benchmarking* es una técnica que se basa en la comparación de una organización con otras que desarrollen actividades o procedimientos similares y que sean líderes en ello con la idea de mejorar.

Puede compararse toda la organización o sólo alguno de los procedimientos que realicen. Boxwell (Boxwell, 1995) establece tres *tipos de benchmarking:*

- *Competitivo.* Se realiza la comparación con otra organización, con la que existe competencia, pero sin que ésta lo sepa.
- *Cooperativo.* La empresa líder acepta ser estudiada por otra con la idea de compartir información poder obtener un beneficio mutuo.
- *Interno.* El análisis comparativo se realiza dentro de la propia empresa estudiando los sectores o servicios con los que presentan un mejor rendimiento, para analizar cómo trabajan e intentar extrapolar lo aprendido a aquellos servicios o unidades que son menos efectivos o eficientes.

9. HOSPITALES MAGNÉTICOS

El concepto de *hospital magnético* surge en 1983 por la *Asociación Americana de Enfermería* (ANA) y lo que pretende es identificar las características de los hospitales que son capaces de atraer y de retener a los profesionales de enfermería altamente cualificados, desarrollando además las mejores condiciones para el desarrollo profesional (Domínguez Sánchez, Zarate Grajales, Serrano Diosdado, & Arroyo Merino, 2010).

En un estudio realizado por el equipo de trabajo de Kramer (Kramer & Schmalenberg, 2004), identificaron ocho factores que estaban presentes en los hospitales que habían sido catalogados como magnéticos. Estos factores se denominaron como *factores esenciales del magnetismo* y son:

- Medidas de apoyo a la formación.
- Trabajo con otros profesionales de enfermería clínicamente competentes.
- Relación profesional de enfermería/médico positivas.
- Práctica de enfermería autónoma.
- Una cultura que valora la preocupación por el paciente.
- El control de la práctica profesional de enfermería.
- La percepción de una plantilla adecuada.
- El apoyo de la dirección de enfermería.

La *American Nurses Credentialing Center* desarrolló un programa para solicitar la acreditación de los centros como hospitales magnéticos. Los *requisitos evaluados* en las organizaciones que soliciten esta acreditación son (Aguas Torres, Leranoz Lizarazu, Núñez Celaya, & Iriarte Del Castillo, 2019):

- Calidad del liderazgo de enfermería.
- Estructura organizativa dinámica y sensible a los cambios.

- Estilo de gestión. Participación, visibilidad y comunicación eficaz.
- Programas y políticas de personal. Salarios competitivos y una dotación de personal que permite el desempeño seguro y saludable del trabajo.
- Modelo de atención profesional, dando cuidados basados en la evidencia científica.
- Calidad en la atención.
- Mejora de la calidad con evaluación continua y desarrollo de estrategias de mejora.
- Dotación adecuada de recursos materiales y personales.
- Autonomía enfermera.
- La comunidad y la organización de la salud.
- Enfermeras como personal docente.
- Imagen de la enfermería basada en la excelencia.
- Relaciones interdisciplinares basadas en el respeto mutuo.
- Fomento del desarrollo profesional.

10. SEGURIDAD DEL PACIENTE

1. INTRODUCCIÓN

La seguridad del paciente es un elemento clave dentro de la asistencia sanitaria y de la calidad y que cada vez tiene más peso dentro de las organizaciones para maximizar una atención sanitaria segura minimizando los errores asociados a ella.

La Organización Mundial de la Salud (*World Health Organization*, 2009) define la *seguridad del paciente* como *la reducción del daño asociado a la asistencia sanitaria a un mínimo aceptable. Consiste en el intento consciente de evitar, prevenir o amortiguar lesiones o resultados adversos en el paciente causados en el proceso de asistencia.* En esta definición cabe destacar dos aspectos fundamentales que componen las dimensiones de la seguridad del paciente, por un lado, minimizar o evitar los riesgos asociados a la atención sanitaria y por otro, utilizar las mejores prácticas disponibles que conduzcan a la evolución óptima del paciente.

En el desarrollo de acciones que impulsen la seguridad del paciente están implicados desde los niveles más elevados, con el desarrollo de estrategias y políticas que la fomenten tanto a nivel nacional como internacional como por ejemplo la *Alianza mundial para la seguridad del paciente* de la que se hablará más adelante en el tema, pasando por niveles intermedios, las instituciones, que tienen la responsabilidad de elaborar y desarrollar acciones que fomenten la cultura de seguridad dentro de la organización garantizando el mayor nivel de seguridad posible para el paciente, hasta los profesionales sanitarios en el desempeño de su práctica diaria.

En este último punto los profesionales de enfermería tienen un papel protagonista porque son los profesionales que más tiempo pasan en contacto con el paciente y los que desarrollan un número más elevado de cuidados y acciones con ellos. No existe una atención sanitaria exenta de riesgo, sino que se desarrolla en un continuo riesgo-seguridad o beneficio, en el que el objetivo es desplazarse siempre hacia el extremo de la seguridad o beneficio. La atención enfermera debe estar basada en la mejor evidencia científica disponible en ese momento.

Las acciones desarrolladas para incrementar la seguridad del paciente deben estar sometidas a una evaluación continua para evaluar su efectividad y detectar la necesidad de incluir estrategias de mejora.

2. MEDIDAS INTERNACIONALES EN SEGURIDAD DEL PACIENTE

El desarrollo de medidas en seguridad del paciente comienza en el año 2000 con la publicación del informe *Errar es humano* (*Institute of Medicine,* 2000). En él se publicó que entre 44.000 y 98.000 muertes anuales estaban relacionadas con errores médicos, lo que supuso un punto de inflexión para comenzar con el desarrollo de políticas en pro de la seguridad del paciente.

Dos años más tarde el *Instituto of Medicine* publica el informe *Cruzando el abismo de la calidad: Un nuevo sistema de salud para el siglo 21* (*Institute of Medicine,* 2001) que sostiene que la formación clínica y la educación en seguridad del paciente son claves para cambiar la cultura de la práctica del cuidado y lograr los objetivos propuestos.

En 2004 bajo el lema *Primun non nocere* nace en la OMS la *Alianza para la seguridad del paciente* (*World Health Organization*, 2004) con el objetivo de desarrollar estrategias y políticas integradas de seguridad del paciente en todos los estados miembros basadas en la evidencia científica y la promoción de la excelencia en seguridad del paciente. Propone como *áreas de trabajo:*

- Como retos globales para la seguridad del paciente: Una atención limpia es una atención más segura y la cirugía segura salva vidas.
- Pacientes para la seguridad del paciente.
- Desarrollo de taxonomías para la seguridad del paciente.
- Fomentar la investigación en el campo de la seguridad del paciente.
- Soluciones para la seguridad de los pacientes.
- Notificación y aprendizaje para mejorar la seguridad del paciente.

En 2006 la OMS pone en marcha el *proyecto High 5s* (*World Health Organization*, 2014) cuyo objetivo es reducir la frecuencia de cinco problemas de seguridad del paciente en cinco estados en 5 años. Los *problemas* sobre los que propone trabajar son:

- Exactitud de la medicación en las transiciones asistenciales.
- Procedimiento correcto en el lugar corporal correcto.
- Uso de medicamentos inyectables concentrados.
- Comunicación durante el traspaso de la atención al paciente.
- Infecciones asociadas a la atención sanitaria.

3. ESTRATEGIAS A NIVEL EUROPEO

En el entorno europeo se desarrollan múltiples reuniones y conferencias para consensuar el desarrollo tanto de políticas como de estrategias para la seguridad del paciente, estas *estrategias* se pueden agrupan en dos:

- Desarrollo de la cultura de seguridad donde el factor humano y la formación son elementos clave.
- Fomento de las prácticas seguras.

4. MEDIDAS PARA LA SEGURIDAD DEL PACIENTE EN ESPAÑA

En España tanto la Ley General de Sanidad como la Ley de Cohesión y Calidad van a proporcionar el marco legal para el desarrollo de la calidad asistencial.

En el año 2010 el Ministerio de Sanidad Servicios Sociales e Igualdad desarrolla el *Plan de Calidad para el Sistema Nacional de Salud* con el objetivo de mejorar la calidad asistencial a nivel nacional en coordinación con las comunidades autónomas. En este plan la estrategia número 8 hace referencia directa a la seguridad del paciente: *Mejorar la seguridad de los pacientes atendidos en los centros sanitarios del Sistema Nacional de Salud* (Ministerio de Sanidad Servicios Sociales e Igualdad, 2010).

Después de varios años de desarrollo la estrategia para la mejora de la seguridad del paciente se concreta con el desarrollo por parte del Ministerio de Sanidad Servicios Sociales e Igualdad de la *Estrategia de Seguridad del Paciente del Sistema Nacional de Salud Periodo 2015-2020* (Ministerio de Sanidad, 2016). Se estructura en seis *líneas estratégicas:*

1. Cultura de seguridad, factores humanos, organizativos y formación.
2. Prácticas clínicas seguras.
3. Gestión del riesgo y sistema de notificación y aprendizaje de los incidentes.
4. Participación de los pacientes y ciudadanos en su seguridad.

5. Investigación en seguridad del paciente.
6. Participación Internacional.

5. LA SEGURIDAD DEL PACIENTE EN EL SISTEMA NACIONAL DE SALUD

Para conocer la magnitud y los riesgos asociados a la asistencia sanitaria en nuestro país se han desarrollo varios *estudios* (Ministerio de Sanidad, 2016):

- *Estudio nacional de eventos adversos relacionados con la hospitalización. Estudio ENEAS.* Es un estudio de cohortes históricas realizado en 2005 en 24 hospitales. Como resultados aportó que el 9,3% de los pacientes había sufrido un evento adverso, de los cuales un 42,8% se consideraron como evitables. *Por orden de frecuencia* los eventos adversos sufridos por los pacientes fueron: Relacionados con la medicación, infecciones relacionadas con la asistencia sanitaria y en último lugar con los procedimientos.
- *Estudio sobre la seguridad de los pacientes en Atención Primaria. Estudio APEAS.* Es un estudio de prevalencia realizado en 2007 en 48 centros de atención primaria. La frecuencia de eventos adversos en estos pacientes fue del 10,11‰. Los eventos adversos detectados *según su frecuencia* estuvieron relacionados con la medicación, infecciones relacionadas con la asistencia sanitaria, realización de procedimientos y con los cuidados. La mayoría de esos eventos adversos, el 64,3% fue catalogado como prevenible.
- *Eventos adversos en residencias y centros sociosanitarios. Estudio EARCAS.* Estudio cualitativo realizado entre los años 2010-2011 en que se concluye que los eventos adversos más frecuentes en estos centros están relacionados con los cuidados, medicación e infecciones relacionadas con la asistencia sanitaria.
- *Incidentes y eventos adversos en medicina intensiva. Seguridad y riesgo en el enfermo crítico. Estudio SYREC.* Estudio de cohortes prospectivo realizado en 2007 en 79 unidades de cuidados intensivos. En estas unidades el 33,1% de los pacientes sufrió algún evento adverso y el 73% un incidente sin daño. Los eventos adversos *por orden de frecuencia* estuvieron relacionados con los cuidados, infecciones relacionadas con la asistencia sanitaria y con la medicación. El 60% de los eventos adversos fueron clasificados como evitables o potencialmente evitables.

- *Eventos adversos ligados a la asistencia en los servicios de urgencias de los hospitales españoles. Estudio EVADUR.* Estudio prospectivo realizado en 2009 en 21 servicios de urgencias. En estos servicios el 7,2% de los pacientes atendidos sufrió un evento adverso. Los más frecuentes fueron los relacionados directamente con el proceso de atención, seguidos de la medicación y por último los procedimientos. Se consideraron como evitables el 70% de los eventos adversos.

Todos estos estudios sirvieron para poner de manifiesto la dimensión del problema de la seguridad del paciente en los diversos entornos en los que se desarrolla la asistencia sanitaria. Como ya se ha mencionado con anterioridad, el papel de la enfermería es clave en este aspecto, pues los eventos adversos más frecuentes aparecen relacionados con intervenciones de la práctica diaria de los profesionales de enfermería como los cuidados, administración de medicación, infecciones nosocomiales o realización de procedimientos. Por ello la enfermería tiene un papel clave en el desarrollo de una atención sanitaria más segura.

6. CULTURA DE SEGURIDAD

El concepto de *cultura de seguridad* surge derivado del concepto de *cultura organizacional* que se ha tratado con anterioridad en el capítulo 6 y que hace referencia a las actitudes, comportamientos y conocimientos que caracterizan a la organización como grupo y que determinan cómo van a ser tanto las relaciones internas de la institución como las externas.

Una de las definiciones de *cultura de seguridad* más utilizadas es la desarrollada por el *Comité Consultivo para la Seguridad de las Instalaciones Nucleares* (*Advisory Committee on the Safety of Nuclear Installations* (ACSNI), 1993), que la define como *el producto de los valores, actitudes, competencias y patrones de comportamiento individuales y colectivos que determinan el compromiso, el estilo y habilidad en la gestión de la salud y la seguridad de una organización.* Además, señalan que una cultura de seguridad positiva se caracteriza por la existencia de una comunicación basada en la confianza mutua, las percepciones comunes de la importancia de la seguridad y por la confianza en la efectividad de las medidas preventivas.

En 1998 Reason (Reason, 1998) va a identificar cuatro *componentes* de la cultura de seguridad:

- *Una cultura basada en la información*. En la asistencia sanitaria, por su complejidad, existen múltiples amenazas que pueden romper y traspasar las barreras de seguridad, por ello es muy importante la creación de un sistema de información que recopile, analice y difunda todos los datos relacionados con los incidentes, es decir, desarrollar una cultura basada en la notificación de todos los acontecimientos que puedan afectar a la seguridad del paciente. Para que los profesionales comuniquen los sucesos que puedan ver comprometida la seguridad del paciente es muy importante que en la organización exista un ambiente no punitivo, que no esté basado en la búsqueda de culpables, sino que se base en el análisis de las circunstancias que rodean al incidente y en el desarrollo de estrategias de mejora.

- *Una cultura de aprendizaje.* Muy relacionada con la anterior, aprender de los errores para no volver a cometerlos implementado medidas correctoras.
- *Una cultura justa.* En la que los límites entre los comportamientos aceptables e inaceptables estén claramente definidos.
- *Una cultura flexible* que le permita ser sensible y adaptarse a los cambios del entorno.

En el informe *Errar es humano* se recoge que *el mayor reto para lograr un sistema sanitario seguro es cambiar la cultura de la culpabilización, por otra en la que los errores no sean considerados fallos personales sino oportunidades para mejorar el sistema y evitar el daño* (Institute of Medicine, 2000).

7. TERMINOLOGÍA EN SEGURIDAD DEL PACIENTE

En el *Marco Conceptual de la Clasificación Internacional para la Seguridad del Paciente* (*World Health Organization*, 2009) se definen los conceptos más importantes relacionados con la seguridad del paciente. En el presente capítulo se definirán los relacionados con las *consecuencias en los pacientes:*

- *Daño*. Alteración estructural o funcional del organismo y todo efecto perjudicial derivado de ella. Los daños pueden ser físicos, psicológicos o sociales y se engloban aquí, enfermedades, lesiones, sufrimientos, discapacidades y la muerte.
- *Incidente relacionado con la seguridad del paciente*. Generalmente se nombra sólo como incidente. Evento o circunstancia que ocasionó o podría haberlo hecho, un daño innecesario en un paciente. Los incidentes pueden estas causados por acciones realizadas de forma intencionada o no intencionada. En la definición debe destacarse el concepto *daño innecesario*, puesto que en el desarrollo de la práctica asistencial se causa daño a los pacientes de forma necesaria, como sería por ejemplo la rea-

lización de una incisión en una intervención quirúrgica, y esto no sería considerado como un incidente. Sería un incidente, por ejemplo, la caída de un paciente en la planta de hospitalización.

- *Circunstancia notificable.* Una situación con un elevado potencial de causar daño, aunque no se haya producido el incidente. Por ejemplo, detectar una medicación colocada en un cajetín incorrecto y que tiene el mismo formato que la que debería estar colocada allí.
- *Cuasiincidente.* Un incidente que no alcanza la paciente. Por ejemplo, detectar un error en un tratamiento de quimioterapia antes de empezar la infusión al paciente.
- *Incidente sin daños.* El incidente alcanza la paciente, pero no le provoca daños. Por ejemplo, administración de una medicación equivocada a un paciente que no provoca reacción alérgica ni consecuencias negativas en él.
- *Evento adverso.* Incidente con daño. Por ejemplo, reacción anafiláctica en un paciente con alergia notificada al paracetamol tras la infusión de paracetamol. Los eventos adversos son siempre no intencionados y son consecuencia de la atención sanitaria, es decir, los daños no son atribuibles al proceso de enfermedad del paciente. Suelen provocar incrementos en la duración de las estancias hospitalarias o el uso de tratamientos o procedimientos adicionales. Pueden ser evitables o inevitables (Rebollo Gómez & Manso Perea, 2018).
- *Suceso crítico o centinela.* Suceso inesperado que provoca daño físico o psicológico grave, incluso la muerte y que no debería haber sucedido. No está relacionado con la historia natural de la enfermedad. Por ejemplo, la amputación de un miembro en el paciente equivocado. Requieren de análisis inmediato de lo sucedido y poner en marcha medidas a corto plazo para que no vuelva a suceder.
- *Accidente.* Evento que sucede de manera inesperada, no está planteado ni es deseado y suele tener consecuencias negativas para el paciente. Por ejemplo, la caída del paciente en la deambulación al baño.
- *Factor contribuyente.* Es la circunstancia, acción o influencia que se considera que ha tenido un papel relevante en el origen o evolución del incidente o que ha aumentado el riesgo de que se produzca el incidente. Pueden ser externos (no están bajo el control de la organización como por ejemplo compra de medicamentos diferentes que tienen la misma presentación), de la organización (ausencia de protocolos, una alta carga

de trabajo), un factor del personal (problemas de comunicación interdisciplinar) o un factor del paciente (deterioro cognitivo o alteraciones de la conducta, falta de adherencia). El factor contribuyente puede ser un precursor necesario del incidente, pero puede o no ser suficiente para causarlo.

- *Factor atenuante.* Es la circunstancia, acción o influencia que impide o modera la evolución de un incidente. En el contexto de la seguridad del paciente el término *recuperación* hace referencia al proceso de detección y atenuación de un incidente que ya ha comenzado, para evitar que cause daño al paciente o para minimizarlo. Por ejemplo, parar la infusión de una medicación en un paciente incorrecto.
- *Evento adverso o reacción adversa.* Daño imprevisto de un tratamiento justificado. Por ejemplo, la aparición de trombos después de la administración de la vacuna del coronavirus.
- *Efecto secundario.* Un efecto conocido, distinto del deseado, y que se relaciona con las propiedades farmacológicas de un medicamento. Por ejemplo, la alopecia de algunos tratamientos de quimioterapia.
- *Infracción o incumplimiento.* Desvío deliberado de las normas, reglas o procedimientos operativos.
- *Negligencia.* Error difícilmente justificable causado por desidia, abandono, apatía, estudio insuficiente, falta de diligencia, omisión de precauciones debidas o falta de cuidado en la aplicación del conocimiento que debería tener y utilizar un profesional cualificado (Aranaz, Aibar, Vitaller, & Ruiz, 2006).
- *Iatrogenia.* Daño provocado como consecuencia de la intervención para prevenir, diagnosticar, tratar o aliviar. Se incluye aquí el daño asociado con el intervencionismo excesivo (Rebollo Gómez & Manso Perea, 2018).
- *Mala praxis.* Deficiente práctica clínica que ha ocasionado daño al paciente. Se entiende como tal, cuando los resultados son claramente peores a los que, previsiblemente, hubieran obtenido profesionales distintos y de calificación similar, en idénticas circunstancias (Aranaz et al., 2006).
- *Imprudencia.* La persona sabe que existe un riesgo, está dispuesta a tomar ese riesgo y lo hace deliberadamente (Rebollo Gómez & Manso Perea, 2018).

- *Fallos del sistema.* Son las equivocaciones o disfunciones relacionadas con el diseño y construcción de las instalaciones y equipos, estructura de la organización, planificación y programación, formación y selección y asignación de recursos. Los elementos que contribuyen a los factores del sistema pueden ser latentes, están escondidos o pasan desapercibidos, o aparentes (Rebollo Gómez & Manso Perea, 2018). Los eventos adversos relacionados con los fallos latentes pueden tardar mucho en manifestarse sobre la seguridad del paciente (Bogner, 2018).

8. ERRORES

El *error* se define como el fallo de no llevar a cabo una acción prevista según se pretendía o de aplicar un plan incorrecto. Los errores por definición son no intencionados y se relacionan con el factor humano. Los sistemas fallan, las personas comenten errores. Los errores los podemos *clasificar* atendiendo diferentes características (Rebollo Gómez & Manso Perea, 2018):

- *Según la acción*
  - *Por comisión.* El error ocurre por una acción que se ha realizado.
  - *Por omisión.* El error ocurre por una acción que no se ha llevado a cabo.
- *Según la causa*
  - *Distracción o desliz (slip).* El fallo se produce por un fallo de atención o de percepción de los hechos. Por ejemplo, cuando una enfermera apaga la alarma de la bomba cuando en realidad lo que suena es el monitor cardiaco.
  - *Lapso (lapse).* Errores resultantes de un fallo de la memoria. Por ejemplo, cuando la enfermera tiene que hacer un control de constantes cada hora y se le olvida realizarlo a una hora concreta.
  - *Equivocación (mistake).* La equivocación aparece durante el proceso de planificación de una tarea o procedimiento. Ésta puede ser basada en conocimientos por ejemplo cuando se desconoce cómo se tiene que actuar ante una reacción anafiláctica, o basada en reglas cuando se malinterpreta un procedimiento, por ejemplo, al seguir los pasos para el mantenimiento de un reservorio subcutáneo.
- *Según el efecto en el tiempo*
  - *Activos.* Los errores aparecen rápidamente y se asocian con la acción realizada por la última persona de la cadena del proceso.
  - *Latentes.* Los errores están presentes durante mucho tiempo, pero sin producir efectos adversos. Por ejemplo, dejar en dos bandejas jeringas

con suero salino y la medicación de aerosolterapia, sin identificar las bandejas, identificando únicamente las jeringas con una letra.
  - *Potenciales.* Circunstancias o procesos que pueden causar errores. Por ejemplo, guardar en el mismo cajetín dos medicaciones que tienen la misma forma de presentación, pero con diferentes principios activos.
- *Según las consecuencias sobre el paciente*
  - *Leves.*
  - *Graves.*
  - *Casi errores.* Aquellos que se identifican antes de que causen daño al paciente y que aportan información de gran valor a los profesionales y la organización para poner en marcha intervenciones encaminadas a prevenir su aparición.
- *Según el uso de los recursos disponibles*
  - *Por sobreutilización de pruebas diagnósticas o tratamientos (overuse).* Donde los posibles daños exceden los beneficios. Por ejemplo, exceso de pruebas diagnósticas o el uso de antibióticos para tratar infecciones virales.
  - *Por infrautilización (underuse).* Errores que aparecen debido a la ausencia de procedimientos, medidas preventivas, diagnóstico o tratamiento que según la evidencia existente habrían beneficiado al paciente. Por ejemplo, no utilizar heparina de bajo peso molecular en pacientes con antecedentes trombóticos.
  - *Por un uso inadecuado o un mal uso.* Por ejemplo, infección en un reservorio subcutáneo por no haberse realizado de forma correcta la técnica estéril.

8.1. Modelo del error de Reason

Este modelo también se conoce como *modelo de causalidad o del queso suizo.* Fue desarrollado por Reason (Reason, 2000). Este autor propone que existen dos *formas de hacer frente a los errores:*

- *Centrada en la persona.* En ella prima la idea de culpabilización. El concepto central es que las personas se equivocan como consecuencia de una baja atención, olvidos, despistes o desmotivación. Se enfoca en *quién* cometió el error y lo que pretende es cambiar las características o actitudes de la persona.
- *Centrada en el sistema.* La idea central de este enfoque es que las personas son falibles y van a cometer errores. Presta atención a las condiciones

laborales y el entorno en que desempeñan su actividad laboral los individuos, con la intención de desarrollar barreras que permitan evitar el error o mitigar sus consecuencias. Los errores son vistos como consecuencias, no como causas y se basa en la idea que es más sencillo cambiar las condiciones o el entorno laboral, que la condición humana. En esta perspectiva, cuando ocurre un evento adverso se centra en el *cómo* y *porqué* fallaron las defensas del sistema.

Reason afirma que los errores tienden a adoptar número muy limitado de formas y para poder predecirlos es necesario conocer los factores que han intervenido en la producción del error y la interrelación que existe entre ellos. El modelo propuesto por Reason (Reason, 2009) considera que el funcionamiento humano no puede separarse de las tareas que realiza ni del entorno en el que se desarrollan.

8.1.1. Tipos de error y formas de error

El *tipo de error* hace referencia a causa del error en relación con la fase del desarrollo de la acción en que se produce, planificación, almacenamiento o ejecución. En la *fase de planificación* de la acción aparecen las equivocaciones relacionadas con la falta de conocimientos o de reglas. En la *fase de almacenamiento,* aparecen los lapsus que se relacionan con los fallos de memoria y en la *fase de ejecución* tienen lugar los deslices que aparecen por fallos de la atención. Tanto los lapsus como los deslices tienen que ver con las habilidades de la persona. El tipo de error aparece de forma puntual.

Las *formas de error* son variedades recurrentes de la fiabilidad de los procesos cognitivos y de funcionamiento. Por ejemplo, el sesgo de similitud, cuando el procedimiento no está claramente especificado se tiende a completarlo con los conocimientos que se tienen de algo que se considera como similar y que es adecuado en el contexto en que se encuentra el individuo, pero que no tiene porqué ser lo correcto o adecuado para esa situación concreta. Se mantienen en el tiempo si no se realizan acciones correctoras.

8.1.2. Fallos del sistema

Reason afirma que todos los sistemas de alta tecnología cuentan con múltiples barreas de defensa (Reason, 2000) cuya finalidad es proteger a las víctimas potenciales.

En un sistema perfecto estas barreras defensivas estarían intactas, pero la realidad que es presentan debilidades. Reason asemeja las barreras y sus vulne-

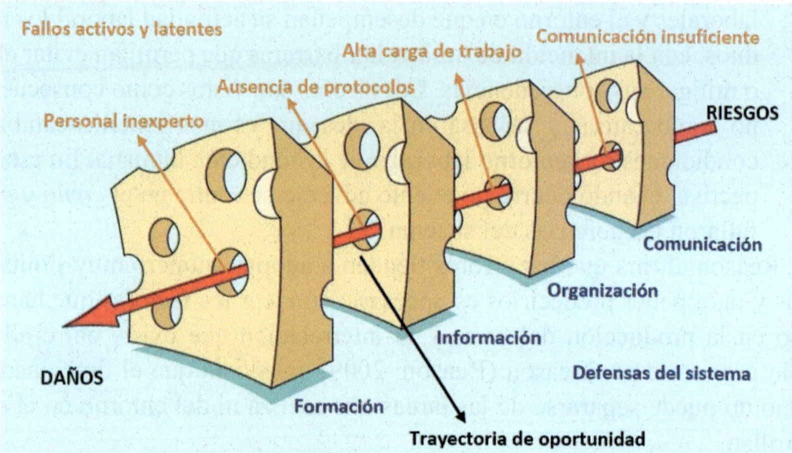

Figura 10.1. *Modelo del queso suizo. Basado en Reason, 2000.*

rabilidades con lochas de un queso suizo, cada uno de esos puntos débiles del sistema estaría representado por un agujero en la rebanada de queso. Estos fallos del sistema pueden abrirse, cerrarse o cambiar de ubicación continuamente, y el evento adverso sólo aparecerá cuando se alineen las debilidades de las diferentes capas permitiendo que el error llegue a alcanzar al paciente, que es lo que denomina como *trayectoria de oportunidad*. Él dice que las deficiencias en las barreras defensivas aparecen por dos motivos: *Fallos activos o errores latentes.*

Los fallos activos se relacionan con las personas que están en contacto directo con el paciente y sus consecuencias se ven rápidamente en la víctima. Mientras que los errores latentes pueden estar ahí durante mucho tiempo sin llegar a provocar un evento adverso. Estos errores latentes pueden ser temporales y estar relacionados con el entorno laboral como falta de personal, alta carga de trabajo o permanentes relacionados por ejemplo con el diseño como que la unidad de cuidados intensivos esté muy alejada de los quirófanos o del servicio de urgencias. Los errores latentes pueden ser identificados y resueltos antes de que aparezca un incidente o evento adverso.

9. GESTIÓN DE LOS RIESGOS

La *gestión del riesgo de la asistencia sanitaria* se define como *aquellas actividades encaminadas a identificar, evaluar y reducir o eliminar el riesgo de que se produzca un evento adverso* (Rebollo Gómez & Manso Perea, 2018).

Los riesgos en los centros sanitarios pueden afectar a las personas, tanto pacientes como trabajadores, a las instalaciones, a los recursos económicos y a la reputación de la organización. La gestión del riesgo asistencial, que también se denomina como *riesgo clínico*, es el que aparece asociado a los pacientes, y que combina tres *tipos de riesgos diferentes* (Aibar-Remon, Aranaz-Andrés, & Recio-Segoviano, 2016):

- Inherente a la propia persona y su proceso clínico, como edad, factores de riesgos asociados, nivel socio-económico y cultural, apoyo social, etc.
- Las decisiones médicas que se toman en relación con su proceso, tanto preventivas como de diagnóstico y tratamiento.
- Implementación de estas decisiones.

El Ministerio de Sanidad, Servicios Sociales e Igualdad en su curso sobre *seguridad del paciente y prevención de eventos adversos relacionados con la asistencia sanitaria* (Aibar-Remon et al., 2016) propone que la gestión del riesgo se divide en 6 *fases:*

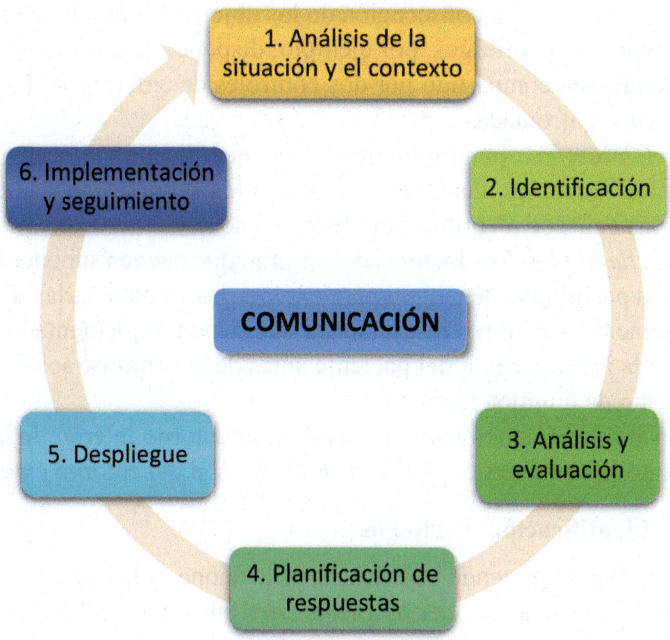
1. Análisis de la situación y el contexto
2. Identificación
3. Análisis y evaluación
4. Planificación de respuestas
5. Despliegue
6. Implementación y seguimiento
COMUNICACIÓN

Figura 10.2. *Fases del proceso de gestión de riesgos. Basado en Aibar-Remon et al., 2016.*

9.1. Fase 1. Análisis de la situación y del contexto

El objetivo de esta primera fase es conocer en profundidad la organización en la que nos encontramos, los objetivos que se propone alcanzar, los recursos tanto materiales como personales de los que dispone, estructura, instalaciones, características de los clientes a los que se dirige y el entorno en el que se encuentra. Este análisis va a permitir identificar las debilidades y fortalezas de la organización. El método más utilizado en esta fase para realizar el estudio previo es el *método DAFO.*

El *análisis* se realiza con la participación de una representación de todos los miembros que forman la organización para la identificación de:

- *Debilidades o puntos débiles.* Son aquellos aspectos que limitan el desarrollo de la organización o aquellos elementos que pueden favorecer la aparición de un evento adverso. Deben ser identificadas, controladas, corregidas y mejoradas. Pueden ser, por ejemplo, falta de personal o de recursos, formación deficiente del personal o liderazgo ineficaz.
- *Amenazas.* Hace referencia a los elementos del entorno que pueden dificultar o impedir la consecución de los objetivos, reducir su efectividad o incrementar los riesgos, por ejemplo, disponer de un solo carro de paradas que está compartido por dos controles de enfermería. Las amenazas deben ser afrontadas.
- *Fortalezas.* Los puntos fuertes de los que dispone la organización, los cuales deben ser mantenidos, fomentados y potenciados. Por ejemplo, los sistemas de identificación de los pacientes.
- *Oportunidades.* Los factores del entorno que pueden suponer una ventaja o una posibilidad de mejora para explorarlas y potenciarlas. Por ejemplo, formaciones en otras instituciones que tienen implementado un sistema para la identificación del paciente antes de la administración de un tratamiento de quimioterapia.

Las debilidades y amenazas pertenecen al entorno interno de la organización, mientras que las fortalezas y oportunidades son del entorno externo.

9.2. Fase 2. Identificación de riesgos

En esta fase se pretende objetivar las situaciones a las que están expuestos lo pacientes que pueden suponer un riesgo para ellos. Existen dos *métodos* para la identificación de los riesgos:

- *Reactivos.* Una vez que el evento adverso ya ha sucedido *a toro pasado.*
- *Proactivos.* Antes de que el evento adverso suceda.

9.2.1. Identificación reactiva de los riesgos

- *Análisis de historias clínicas* mediante el uso del *conjunto mínimo de datos básicos*. Para profundizar en los eventos adversos que han aparecido durante el ingreso hospitalario que aparecen recogidos en ellas por ejemplo una caída o una reacción anafiláctica.
- *Indicadores de seguridad del paciente*
  - *Indicadores o sucesos centinela.* Aquellos que son infrecuentes, pero de una gravedad importante y que requieren del análisis inmediato y la puesta en marcha de medidas que impidan que vuelva a ocurrir. Por ejemplo, la muerte de un paciente en la sala de espera de urgencias.
  - *Otros indicadores,* que indican eventos adversos de los que se espera una frecuencia determinada pero que requieren de una monitorización continua para conocer su evolución. La *Agency for Health Care Research and Quality* de los EEUU (AHRQ) (*Agency for Health Care Research and Quality*, 2015) y la *Organización para la Cooperación y el Desarrollo Económicos* (OCDE) (*Organización para la Cooperación y el Desarrollo Económicos,* 2006) han desarrollado diferentes indicadores relacionados con la seguridad del paciente. En nuestro país la *Estrategia de Seguridad del Paciente* para el periodo 2015-2020 (Ministerio de Sanidad, 2016) dispone de indicadores para evaluar el avance de los diferentes proyectos como por ejemplo la higiene de manos o los *programas Zero*, así como indicadores de estructura y de proceso.
- *Briefring o debriefing.* Reuniones breves del equipo al finalizar el turno para analizar situaciones relacionadas con la seguridad del paciente (Rebollo Gómez & Manso Perea, 2018).
- *Sistemas de notificación.* Son la fuente más importante para obtener información de los eventos adversos que han sucedido y permiten hacer un análisis en profundidad de lo ocurrido. En nuestro país disponemos de un sistema de notificación desarrollado por el Ministerio de Sanidad, Consumo, Servicios Sociales e Igualdad en colaboración con el *Instituto Universitario Avedis Donabedian* (Ministerio de Sanidad Servicios Sociales e Igualdad, 2016) que es el *Sistema de Notificación y Aprendizaje para la Seguridad del Paciente* (SiNAPS). Los objetivos del SiNAPS son mejorar la seguridad del paciente a partir del análisis de las situaciones que podrían haber producido o produjeron daño al paciente y promover los cambios necesarios en el sistema para que estas situaciones no vuelvan a

producirse en el futuro. Se deben notificar los incidentes que no llegaron al paciente, los que llegaron, pero no produjeron daño y los eventos adversos. Este sistema de notificación *se basa en:*
- Voluntariedad.
- No punitivo.
- Confidencialidad.
- Notificación anónima o nominativa con anonimización.
- Orientación sistemática.
- Análisis para el aprendizaje e implementación de medidas de mejora.

9.2.2. Identificación proactiva de riesgos

- *Lluvia de ideas.* Para problemas abiertos con múltiples soluciones posibles.
- *Grupo nominal.* Para la priorización de los riesgos identificados.
- *Espina de pescado o diagrama de Ishikawa.* Para la clasificación de los procesos.

9.3. Fase 3. Análisis y evaluación de los riesgos

Después de identificar los riesgos existentes el siguiente paso es realizar su análisis. Al igual que en caso de la identificación, el análisis de los riesgos puede hacerse de forma proactiva, a priori o reactiva a posteriori.

9.3.1. Análisis proactivo de los riesgos. Método AMFE

El *Método de análisis de los modos de fallo y sus efectos* (AMFE), es el más extendido actualmente para el análisis prospectivo de los riesgos y el desarrollo de medidas preventivas. Este *método* se desarrolla para responder a tres preguntas:
- ¿Qué puede fallar? Modos de fallo.
- ¿Por qué puede ocurrir? Causas del fallo.
- ¿Qué consecuencias puede tener el fallo? Efectos del fallo.

El método AMFE se compone de diferentes *fases* que son:
- *Identificación de la cuestión a analizar.* Este método es especialmente útil para las intervenciones que supongan un alto riesgo para el paciente, bien por las consecuencias o por la frecuencia de ocurrencia, ya que es un método que requiere de tiempo. Para la priorización se utilizan los conceptos de gravedad, trascendencia y factibilidad de la intervención.

- *Formación del equipo de trabajo.* Equipo multidisciplinar con experiencia en el tema a tratar, aunque en algunos casos puede resultar enriquecedor incorporar a personas que no tengan esa experiencia para aportar una visión más crítica del mismo. Debe existir un coordinador en el equipo.
- *Descripción detallada de las fases del proceso.* Se utilizan los diagramas de flujo para visualizar las distintas fases del proceso y detectar las debilidades y analizar dónde, cómo y cuándo pueden incluirse estrategias de mejora.
- *Análisis de los posibles modos de fallos, causas y efectos.* En cada fallo se debe identificar la probabilidad de que ocurra la probabilidad de que se detecte, cuantificar la gravedad de los efectos y las posibles medidas su reducción. Para esto se utiliza la *matriz de riesgos* y el *RPN (Risk Priority Number).*
  - Para el cálculo del índice de prioridad del riesgo se le asigna un valor de entre 1 y 10 a la frecuencia, gravedad y detectabilidad. El índice de priorización se calcula multiplicando los valores obtenidos en cada uno de ellos, priorizándose aquellos que hayan obtenido puntuaciones más elevadas. IPR = IF × IG × ID.

Tabla 10.1. *Tabla índice de prioridad. Basada en Aibar-Remon et al., 2016.*

Índice de frecuencia (IF)	Índice de gravedad (IG)	Índice de detectabilidad (ID)
Frecuente...............9-10	Frecuente...............9-10	Frecuente...............9-10
Ocasional...............7-8	Ocasional...............7-8	Ocasional...............7-8
Infrecuente.............5-6	Infrecuente.............5-6	Infrecuente.............5-6
Remoto.................1-4	Remoto.................1-4	Remoto.................1-4

  - La matriz de riesgo permite visualizar la relación existente entre la frecuencia y la gravedad de los eventos adversos estableciéndose riesgos asociados. Los eventos con un riesgo importante requieren del desarrollo de medidas preventivas obligatorias y los riesgos intolerables medidas de prevención urgentes.
- Elaboración de un plan de acción.
- Implementación de las medidas y evaluación de los resultados.

Tabla 10.2. *Matriz de riesgo. Basado en Aibar-Remon et al., 2016.*

PROBABILIDAD \ GRAVEDAD	Insignificante	Tolerable	Moderado	Importante	Catastrófico
Frecuente	R. moderado	R. moderado	R. moderado	R. intolerable	R. intolerable
Probable	R. moderado	R. moderado	R. moderado	R. importante	R. importante
Ocasional	R. bajo	R. moderado	R. moderado	R. moderado	R. importante
Infrecuente	R. bajo	R. bajo	R. moderado	R. moderado	R. importante
Rara	R. bajo	R. bajo	R. moderado	R. moderado	R. moderado

9.3.2. Análisis reactivo. Análisis causa-raíz (ACR)

Es un sistema análisis retrospectivo que se centra sobre todo en el estudio de las condiciones latentes y que pretende conocer qué sucedió, porqué ocurrió y si puede evitarse que vuelva a pasar. Las *fases* del ACR son las siguientes:

1. *Identificación del suceso.* El ACR suele utilizarse para los sucesos centinela, es decir, para aquellos sucesos que son inesperados en el proceso asistencial, que no deberían haber ocurrido y que tienen consecuencias graves o muy graves para el paciente. Estos sucesos se caracterizan por la gravedad de sus consecuencias, por la representatividad del suceso y por su probabilidad de prevención, por ejemplo, el fallecimiento de un recién nacido a término sin patología previa.
2. *Formación del grupo de trabajo.* Equipo y consultores. El equipo debe ser multidisciplinar. Es interesante que en el equipo estén presentes las personas involucradas en el suceso.
3. *Recogida de información.* Se pueden emplear todos los métodos que sean necesarios como consulta de la historia clínica, revisión de las instalaciones, entrevistas. Debe recogerse:
   a. Fecha, hora, día de la semana y lugar donde ocurrió el suceso.
   b. Características del paciente.
   c. Factores relacionados con el equipo de trabajo y sus actividades.
4. *Descripción del efecto.* Mapa de los hechos. Se utilizan tablas de narración cronológica de los hechos y tablas de ocupación persona-tiempo que permiten tener una visión global de lo que sucedió.

Tabla 10.3. *Narración cronológica de los hechos. Basada en Aibar-Remon et al., 2016.*

	Fecha: Hora:	Fecha: Hora:	Fecha: Hora:
¿Qué ocurrió?			
¿Qué se hizo bien?			
¿Qué se hizo mal?			
Información adicional			

5. *Análisis de las causas y factores contribuyentes.* En esta fase hay que diferenciar entre las causas próximas, que se relacionan con las personas que están en contacto estrecho con el paciente y las causas profundas que se relacionan con el entorno laboral y el contexto institucional. Técnicas como el grupo nominal, lluvia de ideas, diagrama de Ishikawa o la cascada de los porqués son útiles en esta fase. A continuación, deben analizarse lo factores contribuyentes. Los *factores latentes o las causas raíz* más frecuentemente relacionas con los eventos adversos son:
   a. Fallos en la comunicación.
   b. Fallos en la organización.
   c. Información disponible insuficiente.
   d. Fallos en la continuidad asistencial.
   e. Falta de estandarización de los procedimientos.
   f. Falta de entrenamiento.
   g. Aparatos o instalaciones obsoletas.
   h. Insuficiente automatización en el control de los pacientes.
   i. Fallos en la evaluación de los pacientes.
6. *Exploración e identificación de estrategias de reducción del riesgo.* Debe elaborarse un plan de acción para evitar que el suceso vuelva a repetirse o que las consecuencias sean menores. Se deben identificar los cambios que van a llevarse a cabo, quién va a ser el responsable de la implementación de estos cambios, cuándo van a realizarse y cómo y cuándo serán evaluados los resultados de las modificaciones introducidas.

9.4. Fase 4. Planificación de respuestas

Una vez identificados los riesgos el siguiente paso es planificar cómo se van a prevenir o minimizar esos riesgos, qué nivel de riego es aceptable y establecer cuáles van a ser las actuaciones a realizar en caso de que los eventos adversos sucedan. Para ello se realizan los *planes de respuesta* que en función de sus objetivos se clasifican en:

- *Planes de erradicación.* Eliminando la actividad o los factores contribuyentes.
- *Planes de control.* Reduciendo la probabilidad de que el incidente ocurra o aumentando la capacidad de detectarlo.
- *Planes de mitigación.* Su objetivo es minimizar las consecuencias por ejemplo contratando un seguro, externalizando la actividad o actuando de forma precoz.

9.5. Fase 5. Despliegue

En esta fase se comunica a todos los miembros del equipo los riesgos detectados, los planes que se van a poner en marcha para evitarlos o reducirlos al mínimo posible, asignan actividades, funciones y responsabilidades para llevar a cabo las medidas preventivas y se asignan los recursos necesarios. Es importante en esta fase implicar a todos los profesionales del área, servicio u organización donde se han detectado los riesgos y se van a poner en marcha las medidas correctivas con la finalidad de incrementar la cultura de seguridad.

9.6. Fase 6. Implementación y seguimiento

Se incorporan a la práctica diaria las lecciones aprendidas y se evalúa el impacto de las medidas introducidas

BIBLIOGRAFÍA

Abanades, J., Prieto, A., Casado, V., & García, L. (1987). Programas de salud. documentación de apoyo para la planificación de programas.

Advisory Committee on the Safety of Nuclear Installations (ACSNI). (1993). *Study group on human factors. third report: Organising for safety*. London: HMSO London.

Agency for Health Care Research and Quality. (2015). *Patient safety indicators* AHRQ.

AGREE Collaboration. (2003). Development and validation of an international appraisal instrument for assessing the quality of clinical practice guidelines: The AGREE project. *Quality & Safety in Health Care, 12*(1): 18-23.

AGREE, C. (2009). *Instrumento AGREE II. Instrumento para la evaluación de guías de práctica clínica* Guía Salud.

Aguas Torres, A., Leranoz Lizarazu, A., Núñez Celaya, V., & Iriarte Del Castillo, M. (2019). Hospitales magnéticos, hacia una mejora de la satisfacción de enfermería y usuarios. *Revista Electrónica De Portales Médicos.Com.*

Aibar-Remon, C., Aranaz-Andrés, J., & Recio-Segoviano, M. (2016). *Seguridad del paciente y prevención de eventos adversos relacionados con la asistencia sanitaria. unidad 5. la gestión del riesgo clínico.* Ministerio de Sanidad y Consumo.

Almirón Arévalo, V., Tikhomirova, A., Trejo Toriz, A. C., & García Ramírez, J. M. (2015). Liderazgo transaccional vs liderazgo transformacional. *Redio-crea, 4*(4): 24-27.

Álvarez Benito, M., Ávila Rodríguez, F., Barrera Becerra, C., Bautista Paloma, F., Calero Fernández, M., Campos García, T., & et al. (2009). *Guía de diseño y mejora continua de procesos asistenciales.* Andalucía. Consejería de Salud.

Aranaz, J., Aibar, C., Vitaller, J., & Ruiz, P. (2006). *Estudio nacional sobre los efectos adversos ligados a la hospitalización. ENEAS 2005*. Madrid: Ministerio de Sanidad y Consumo.

Arcelay, A., Lorenzo, S., Bacigalupe, M., Mira, J. J., Palacio, F., & Vitaller, J. (2000). Adaptación de un modelo de gestión de calidad total al sector sanitario. *Rev.Calid.Asist,* 184-191.

Argyris, C. (1964). Personalidad y organización: El conflicto entre el sistema y el individuo. [Teoría de la Organización] (pp. 238-246). Madrid: Centro de Formación y Perfeccionamiento de Funcionarios.

Asturias Corporación Universitaria. (2014). *Teorías burocráticas.*

Bautista-Rodríguez, L. (2015). Registros de enfermería. *Revista Ciencia Y Cuidado, 12*(2): 5-10.

Beltrán Ríos, J., & López Giraldo, J. (2018). *Evolución de la administración* (1ª ed.). Medellín. Colombia. Fondo editorial Universidad Católica Luis Amigó.

Beltrán Sanz, J., Carmona Calvo, M., & Carrasco Pérez, R. (2009). *Guía para una gestión basada en procesos* (1ª ed.) Instituto Andaluz de Tecnología.

Blake, R. R., & Mouton, J. S. (1982). A comparative analysis of situationalism and 9, 9 management by principle. *Organizational Dynamics.*

Blandez Ricalde, M. (2014). *Proceso administrativo* Editorial digital UNID.

BOE. (1942). *Ley de 14 de diciembre1942 por la que se crea el seguro obligatorio de enfermedad.*

BOE. (1944). *Ley de bases de sanidad nacional.*

BOE. (1963). *Ley de bases de la seguridad social.*

BOE. (1967). *Ley general de la seguridad social.*

BOE. (1978). *Real decreto-ley 36/1978, de 16 de noviembre, sobre gestión institucional de la seguridad social, la salud y el empleo.* Madrid.

BOE. (1984). *Real decreto 137/1984, de 11 de enero, sobre estructuras básicas de salud.*

BOE. (1986). *Ley 14/1986, de 25 de abril, general de sanidad.*

BOE. (1994). *Ley 30/1994, de 24 de noviembre, de fundaciones y de incentivos fiscales a la participación privada en actividades de interés general.*

BOE. (1997). *Ley 15/1997, de 25 de abril, sobre habilitación de nuevas formas de gestión del sistema nacional de salud.*

BOE. (2000). *Real decreto 29/2000, de 14 de enero, sobre nuevas formas de gestión del instituto nacional de la salud.*

BOE. (2002). *Ley 41/2002, de 14 de noviembre, básica reguladora de la autonomía del paciente y de derechos y obligaciones en materia de información y documentación clínica.*

Bogner, M. S. (2018). *Human error in medicine* CRC Press.

Bonfill, X., & Marzo, M. (2003). Guías de práctica clínica: Tenerlas, que sean de calidad y que salgan del armario. *Medicina Clínica, 120*(13): 496-497.

Boxwell, R. (1995). *Benchmarking para competir con ventaja* (B. M. I. Vallecillo Trans.). McGraw-Hill.

Bracho Parra, O., & García Guiliany, J. (2013). Algunas consideraciones teóricas sobre el liderazgo transformacional. *Telos, 15*(2): 165-177.

Bradshaw, J. (1972). Taxonomy of social need. *Problems and progress in medical care : Essays on current research* (7ª ed.,). London: Oxford University Press.

Brea Rivero, P., & Pérez Polo, Y. (1999). Implementación del modelo signo II para la gestión analítica de enfermería. *Metas Enferm, 21:* 33-38.

Calderón Sandubete, E., Marin Leon, I., Briones Pérez de la Blanca, E, Pérez, B., Grilo Reina, A., & Pastor Torres, L. (2000). Mapa de evidencias para el tratamiento de la angina inestable a la cabecera del paciente. etapa preliminar para el desarrollo de una guía de práctica clínica. *Med Clin (Barc), 114*(2); 19-23.

Campbell, J. P., & Pritchard, R. D. (1976). Motivation theory in industrial and organizational psychology. *Handbook of Industrial and Organizational Psychology, 63:* 130.

Cantillo Padrón, J. C. (2013). Incidencia de la cultura organizacional en el desempeño. *Económicas Cuc, 13*(1): 131-152.

Carmona, P. (2022). La pandemia lleva el gasto público en sanidad y protección social en la UE-27 hasta el 30% del PIB. *Nota De Prensa Funcas.*

Carrasco, A., González, E., Ibáñez, M., Mata, F., Ruiz, M., Tejedor, J., & Zancajo. (1993). *Manual práctico de acreditación de hospitales*. Valladolid: Editora Médica Europea.

Carro, F., & Caló, A. (2013.). La administración científica de frederick W. taylor: Una lectura contextualizada. Paper presented at the *Imágenes De La Organización: Su Importancia Como Objeto De Estudio Para Las Ciencias Sociales,* La Plata.

Casariego Vales, E., & Costa Ribas, C. (2021). *¿Qué son y para qué sirven las GPC?* Fisterra.

Catalano, K. (2006). JCAHO's national patient safety goals 2006. *Journal of Perianesthesia Nursing, 21*(1): 6-11.

Club de excelencia en gestión. (2019). Modelo EFQM.

Consejo de Europa. (1998). *Recommendation on development and implementation of quality improvement systems (QIS) in health care and explanatory memorandum*. Estrasburgo.

Cortés Sánchez, J. M. (2017). *Sistemas de gestion de calidad (ISO 9001: 2015)* ICB Editores.

Cortés, M., & Ortega, J. A. (1996). *Gestión analítica hospitalaria (proyecto SIGNO)*. Madrid.

Costa Estany, J. M. (2000). La gestión de procesos en empresas de servicios. *Gestión,*

Daft, R. L. (2006). *La experiencia del liderazgo* Cengage Learning Editores.

Dávila, A. (1999). El cuadro de mando integral. *Revista De Antiguos Alumnos IESE,* , 31-42.

De Velasco Pérez Fernández, JA. (2009). *Gestion por procesos* (3ª ed.) ESIC editorial.

Department of Health. (1998). *A first class service: Quality in the new NHS* Department of Health London (NHS).

Deshpande, R., & Webster Jr, F. E. (1989). Organizational culture and marketing: Defining the research agenda. *Journal of Marketing, 53*(1): 3-15.

Díaz Lozada, J., & Díaz Fuentes, R. (2018). Los métodos de resolución de problemas y el desarrollo del pensamiento matemático. *Bolema: Boletim De Educação Matemática, 32:* 57-74.

Domínguez Sánchez, P., Zarate Grajales, R., Serrano Diosdado, J., & Arroyo Merino, M. (2010). Hospital magnético,¿ qué es y cómo funciona? *Enfermería Universitaria, 7*(3): 55-58.

Donabedian, A. (1966). Evaluating the quality of medical care. *The Milbank Memorial Fund Quarterly, 44*(3): 166-206.

Donabedian, A. (1980). Explorations in quality assessment and monitoring: The definition of quality and approaches to its assessment.

Donabedian, A. (1988). The quality of care: How can it be assessed? *Jama, 260*(12): 1743-1748.

Estrada Mejía, S. (2007). Liderazgo a través de la historia. *Scientia Et Technica, 13*(34): 343-348.

Fayol, H. (1972). Administración industrial y científica. *Argentina: Editorial El Ateneo.*

Fayol, H. (1916). *Administración industrial y general* (12ª ed.). Francia.

Fernández Díez, A. (2013). *Estimación de necesidad de personal de enfermería de una unidad; cálculos prácticos.* Madrid: Escuela Nacional de Sanidad.

Fernández Sánchez, E., & Junquera Cimadevilla, B. (2010). ¿Es realmente una herejía hablar de equidad, justicia y confianza en las organizaciones? *Pecvnia: Revista de la Facultad de Ciencias Económicas y Empresariales, Universidad de León,* (10): 59-74.

Fernández, T., & Tamaro, E. (2004a). Biografía de henry fayol. *Biografías Y Vidas. La Enciclopedia Biográfica En Línea.*

Fernández, T., & Tamaro, E. (2004b). Biografía de henry gantt. *Biografías Y Vidas. La Enciclopedia Biográfica En Línea.*

Fernández, T., & Tamaro, E. (2004c). Biografia de max weber. *Biografías Y Vidas. La Enciclopedia Biográfica En Línea.*

Ferrando Sánchez, M., & Granero Castro, J. (2005). *Calidad total: Modelo EFQM de excelencia* FC Editorial.

Fiedler, F. E. (1964). A contingency model of leadership effectiveness. *Advances in Experimental Social Psychology.*

Fiedler, F. E. (1967). *A theory of leadership effectiveness* McGraw-Hill.

Franklin Fincowsky, E. B. (2009). Organización de empresas. *México, DF McGraw Hill,*

French, J. R., Raven, B., & Cartwright, D. (1959). The bases of social power. *Classics of Organization Theory, 7:* 311-320.

Gaceta de Madrid. (1900). *Ley de accidentes de trabajo.* Madrid.

Gaceta de Madrid. (1908). *Creación del instituto nacional de previsión.*

Galbraith, J. R. (1971). Matrix organization designs how to combine functional and project forms. *Business Horizons., 14*(1): 29-40.

García Caballero, J., Díez Sebastián, J., Chamorro Ramos, L., Navas Acien, A., & Franco Vidal, A. (2000). *Vias clínicas* Unidad de Garantía de Calidad. Hospital Universitario La Paz.

García Ramírez, S., Navío Marco, A., & Valentín Morganizo, L. (2007). Normas básicas para la elaboración de los registros de enfermería. *NURE Investigación: Revista Científica De Enfermería,* (28): 4.

George, C. S. (2005). *Historia del pensamiento administrativo* Pearson Educación.

Gillies, D. A. (1994). *Nursing management: A systems approach* WB Saunders Company.

Giraldo González, D., & Naranjo Agudelo, J. A. (2014). *Liderazgo: Desarrollo del concepto, evolución y tendencias*. Bogotá: Universidad del Rosario.

Gisbert Soler, V., & Raissouni, O. (2014). Benchmarking, herramienta de control de calidad y mejora continua. *3C Empresa, 3*(20): 217-233.

Gomis, R., Mata Cases, M., Mauricio Puente, D., Artola Menéndez, S., Ena Muñoz, J., Mediavilla Bravo, J., & et al. (2017). Aspectos metodológicos de los procesos asistenciales integrados (PAI). *Revista De Calidad Asistencial, 32*(4): 234-239.

González Luna, A. (2015). *Proceso administrativo* (2ª ed.). México: Grupo editorial patria.

Guerrero Castillo, J. (2003). Calidad de excelencia, centrada en el usuario. *Index De Enfermería, 43*(70).

Guirado Aguilera, D. (2019). *Estudio sobre la motivación laboral: Una aplicación de la teoría de la expectativa de vroom.* Universidad Católica de Murcia.

Herzberg, F. (1993). *Motivation to work* (1ª ed.) Routledge.

Hidalgo Vega, A., Corugedo de la Cuevas, I., & Del Llano Señaris, J. (2000). *Economía de la salud* Editorial Pirámide.

Hofmann, P. A. (1993). Critical path method: An important tool for coordinating clinical care. *The Joint Commission Journal on Quality Improvement, 19*(7): 235-246.

House, R. (1996). Path-goal theory of leadership: Lessons, legacy, and a reformulated theory. *The Leadership Quarterly, 7*(3): 323-352.

Huércanos, I. (2010). El cuidado invisible, una dimensión de la profesión enfermera. *Biblioteca Lascasas, 6*(1).

Institute of Medicine. (2000). In Linda T. Kohn, Janet M. Corrigan, Molla S. Donaldson (Ed.), *To err is human. building a safer health system*. Washington (DC): National Academies Press.

Institute of Medicine. (2001). In Janet Corrigan (Ed.), *Crossing the quality chasm: Building a better delivery system*. Washington (DC): National Academies Press.

Institute of Medicine (US) Committee to Advise the Public Health Service on Clinical Practice Guidelines. (1990). In Marilyn J. Field and Kathleen N. Lohr. (Ed.), *Clinical practice guidelines: Directions for a new program* National Academies Press (US) Washington, DC, USA.

Instituto Nacional de Previsión. (1931). *Seguro obligatorio de maternidad.*

JCAHO. (1989). JCAHO nursing standards: Nursing care hours and LOS per DRG—Part I: Important questions are raised about the influence of DRGs on nursing. *Nursing Management, 20*(1): 29-32.

Jiménez, D. e. a. (2018). *La gestión y liderazgo de la enfermera en los servicios de salud. gestión y liderazgo en enfermería.* Acapulco:

Kaplan, R., & Norton, D. (2009). In Fundació per a la motivació dels recursos humans (Ed.), *El cuadro de mando integral.* Gestión 2000.

Kitchiner, D., & Bundred, P. (1998). Integrated care pathways increase use of guidelines. *BMJ (Clinical Research Ed.), 317*(7151): 147-148.

Koontz, H., & Weihrich, H. (2007). *Elementos de administración. un enfoque internacional.* (7ª ed.). México.: México: McGraw Hill.

Kramer, M., & Schmalenberg, C. (2004). Essentials of a magnetic work environment part 1. *Nursing2020, 34*(6): 50-54.

Lalonde, M. (1974). *A new perspective on the health of canadians.* Otawa: Health and Welfare Canada.

León, A. M., Rivera, D. N., & Nariño, A. H. (2009). Relevancia de la gestión por procesos en la planificación estratégica y la mejora continua. *Eídos,* (2): 65-72.

Likert, R., & Likert, J. G. (1976). *New ways of managing conflict.* McGraw-Hill.

López de Castro, F., & Rodríguez, F. (2003). Planificación sanitaria (I). *SEMERGEN-Medicina De Familia, 29*(5): 244-254.

López Pardo, C. M., & Alonso Galbán, P. (2011). Definiciones, características y problemas en el empleo de indicadores en salud. *Revista Cubana De Salud Pública, 37*(2): 162-167.

Maderuelo Fernández, J. (2002). Gestión de la calidad total: El modelo EFQM de excelencia. *Medifam, 12*(10): 631-640.

Marx, K., & Engels F. (1848). Manifiesto del partido comunista.*1. Recuperado de: https://www.marxists.org/espanol/m-e/1840s/48-manif.htm*

Maxwell, J. (1992). Understanding and validity in qualitative research. *Harvard Educational Review, 62*(3): 279-301.

McGregor, D. (1960). Teoría X y teoría Y. *Revista Pensamiento Imaginativo. Investigación.*

Meléndez-De León, N. I. (1997). Liderazgo carismático. *Revista De Educación De Puerto Rico (REduca),* (11): 26-35.

Mero-Vélez, J. M. (2018). Empresa, administración y proceso administrativo. *Revista Científica FIPCAEC (Fomento De La Investigación Y Publicación*

En Ciencias Administrativas, Económicas Y Contables). Polo De Capacitación, Investigación Y Publicación (POCAIP), 3(8): 84-102.

Ministerio de Sanidad. (2016). *Estrategia de seguridad del paciente del sistema nacional de salud. periodo 2015-2020*. Madrid: Centro de Publicaciones Ministerio de Sanidad, Servicios Sociales e Igualdad.

Ministerio de Sanidad Servicios Sociales e Igualdad. (2010). *Plan de calidad para el sistema nacional de salud*. Madrid.: Ministerio de Sanidad Servicios Sociales e Igualdad.

Ministerio de Sanidad Servicios Sociales e Igualdad. (2016). *Sistema de notificación y aprendizaje para la seguridad del paciente (SINASP). Manual para el notificante* (3ª ed.) Ministerio de Sanidad Servicios Sociales e Igualdad.

Ministerio de Sanidad y Política Social. (2010). Real decreto 1093/2010, de 3 de septiembre, por el que se aprueba el conjunto mínimo de datos de los informes clínicos en el sistema nacional de salud.

Ministerio de Sanidad, Servicios Sociales e Igualdad. (2014). *El sistema de información sanitaria del sistema nacional de salud.*

Ministerio de Sanidad, Servicios Sociales, e Igualdad. (2015). Real decreto 69/2015, de 6 de febrero, por el que se regula el registro de actividad de atención sanitaria especializada. *Boe, 35*, 10789-10809.

Mooney, J. (1962). Principios de la adminstración. *Documentación Administrativa, 54.*

Moya, J. L. R. (2000). *Gestión por procesos y atención del usuario en los establecimientos del sistema nacional de salud* Juan Carlos Martínez Coll.

Mulder, P. (2017). Teoría de las relaciones humanas de elton mayo.

Münch, L. (2010). *Administración. gestión organizacional y enfoques del proceso administrativo* (1ª ed.). México.: Pearson Educación.

Navarro Ruvalcaba, M. A. (2006). Modelos y regímenes de bienestar social en una perspectiva comparativa: Europa, estados unidos y américa latina. *Desacatos,* (21): 109-134.

Núñez Juárez, M., & Núñez, E. (2000). La economía y la salud condenadas a entenderse: Economía de la salud. *Medicina Integral: Medicina Preventiva Y Asistencial En Atención Primaria De La Salud, 36*(1): 38-40.

Olmos, C., & Silva, R. (2011). El desarrollo del estado de bienestar en los países capitalistas avanzados: Un enfoque socio-histórico. *Revista Sociedad Y Equidad,* (1): 1-8.

Orem, D. E., Taylor, S. G., & Renpenning, K. M. (1995). *Nursing: Concepts of practice* (6ª ed.)

Organización para la Cooperación y el Desarrollo Económicos. (2006). *Health care quality indicators project initial indicators report* OECD Health working papers.

PAHO. (2018). *Indicadores de salud: Aspectos conceptuales y operativos* Pan American Health Organization/World Health Organization.

Palmer, R. H., Donabedian, A., & Povar, G. J. (1991). Striving for quality in health care: An inquiry into policy and practice.

Peiró, R. (2021). Teoría de las relaciones humanas.

Piédrola Gil. (2016). Planificación y programación en atención a la salud. diseños de programas de salud. *Medicina preventiva y salud pública* (12ª ed., pp. 899-908). Barcelona: Elsevier Masson.

Pineault, R., Daveluy, C., Ferrús, L., & Berraondo, I. (1987). *La planificación sanitaria: Conceptos, métodos, estrategias.* Masson.

Pineda Serna, L. (2009). *Pensamientos y enfoques alrededor de la estrategia como concepto según diferentes autores* Editorial Universidad del Rosario.

Quiroa, M. (2021.). *Teoría de herzberg.* economipedia.com.

Reason, J. (1998). Achieving a safe culture: Theory and practice. *Work & Stress, 12*(3): 293-306.

Reason, J. (2000). Human error: Models and management. *Bmj, 320*(7237): 768-770.

Reason, J. (2009). *El error humano* (José ángel Sisqués Trans.). (1ª ed.). Madrid: Modus Laborandi.

Rebollo Gómez, P., & Manso Perea, C. (2018). *Seguridad del paciente y buenas prácticas* (1ª ed.) FUDEN.

Remírez Suberbiola, J., Pereda Arregui, E., Delgado Aguilar, H., & Blaya López, E. (2002). Mapas de cuidados, procedimientos de enfermería. *Enfuro,* (81): 26-28.

Rivero Cuadrado, A., Pajares Costal, C., Pacheco del Cerro, E., Rodríguez Gómez, J. A., Cozar Ruiz, R., & Cobos Serrano, J. L. (2002). *Proyecto NIPE: Normalización de las intervenciones para la práctica de la enfermería.* Madrid.: Ministerio de Sanidad y Consumo, Consejo General de Enfermería.

Robbins, L. (1932). *An essay on the nature and significance of economic science.* London: Macmillan & Co, Limited.

Robbins, S., & Coulter, M. (2014). *Administración méxico* Person Educación.

Rodríguez Alcalá, F., & López de Castro, F. (2004). Planificación sanitaria (II): Desde la priorización de problemas a la elaboración de un programa de salud. *SEMERGEN-Medicina De Familia, 30*(4): 180-189.

Romero Simó, M., Soria Aledo, V., Ruiz López, P., Rodríguez Cuéllar, E., & Aguayo Albasini, J. (2010). Guías y vías clínicas,¿ existe realmente diferencia?. *Cirugía Española, 88*(2): 81-84.

Ryan, R., & Deci, E. L. (2000). La teoría de la autodeterminación y la facilitación de la motivación intrínseca, el desarrollo social, y el bienestar. *American Psychologist, 55*(1): 68-78.

Saiegh, R. (1977). La planificación sanitaria. *Annals de medicina* (pp. 1097-1102.) Acadèmia de Ciències Mèdiques de Catalunya i Balears.

Salgueiro, A. (2001). *Indicadores de gestión y cuadro de mando* Ediciones Díaz de Santos.

Salvador, J. C. (2010). *Gestión sanitaria integral: Pública y privada* Centro de Estudios Financieros.

Sánchez Martín et al. (2015). Apuntes de gestión y liderazgo en enfermería.

Sánchez Sendra, Á. (2014). Administración servicios de enfermería.

Sillis, F. (2007). *Part 2: Nursing standards, their history and significance.*

Subirana Casacuberta, M., & Solà Arnau, I. (2006). Instrumentos basados en medidas directas para UCI I: GRASP y TOSS. *Metas Enferm,* 59-64.

Taylor, F. W. (1986). *Los principios del management científico.* 42 Links Ediciones Digitales.

Taylor, F. W. (1961). *Principios de la administración científica* (10ª ed.). México: Herrero Hermanos.

Terry, G., Franklin, S., & Irwin, R. (1980). *Principios de administración* Compañía Editorial Continental.

Trabajo, S. y. P. (1934). *Ley referente a servicios sanitarios.*

Vallés, S., Valdavida, E., Menéndez, C., & Natal, C. (2018). Impacto de la cronicidad en las cargas de trabajo de la enfermería hospitalaria. *Journal of Healthcare Quality Research, 33*(1): 48-53.

Velásquez Vásquez, F. (2002). Escuelas e interpretaciones del pensamiento administrativo. *Estudios Gerenciales, 18*(83): 31-55.

Velito, A., & Tejada, S. (2010). La historia clínica como instrumento de calidad. Paper presented at the *Curso Anual De Auditoría Médica Del Hospital Alemán.* Buenos Aires.

Visiers Jiménez, L., & Morales Catalán, M. (2010). Contabilidad analítica en enfermería. Paper presented at the *Innovación Y Buenas Prácticas En Gestión,* Bilbao.

Von Bertalanffy, L. (1976). Teoría general de los sistemas. *México: Editorial Fondo De Cultura Económica.*

Vroom, V., & Yetton, P. (1973). *Leadership and decision-making* University of Pittsburgh Press.

World Health Organization. (1985). *Constitucion* Organización Mundial de la Salud.

World Health Organization. (2000). *The world health report 2000: Health systems: Improving performance* World Health Organization.

World Health Organization. (2004). *World alliance for patient safety: Forward programme 2005*. Ginebra: World Health Organization.

World Health Organization. (2009). *Más que palabras. marco conceptual de la clasificacion internacional para la seguridad del paciente. informe técnico definitivo. versión 1.1.* Ginebra.: World Health Organization.

World Health Organization. (2014). *The high 5s project: Interim report*. Ginebra.: World Health Organization.

Yazici, H. J. (2009). The role of project management maturity and organizational culture in perceived performance. *Project Management Journal, 40*(3): 14-33.

Zarate Grajales, R. A. (2004). La gestión del cuidado de enfermería. *Index De Enfermería, 13*(44-45): 42-46.

Zarco Olivo, C. (2019). El movimiento de cooperativas de salud en españa y en el mundo. *Mediterráneo Económico,* (32): 257-273.